肾脏疾病防治手册

主 编 杨 敏

苏州大学出版社

图书在版编目(CIP)数据

肾脏疾病防治手册/杨敏主编. --苏州:苏州大学出版社,2023.5
ISBN 978-7-5672-4370-5

Ⅰ.①肾… Ⅱ.①杨… Ⅲ.①肾疾病-防治-手册 Ⅳ.①R692-62

中国国家版本馆 CIP 数据核字(2023)第 073324 号

书　　名:肾脏疾病防治手册
主　　编:杨　敏
责任编辑:吴　钰
助理编辑:何　睿
装帧设计:刘　俊
插画设计:李　菁　周　虹
出版发行:苏州大学出版社(Soochow University Press)
社　　址:苏州市十梓街1号　邮编:215006
印　　装:苏州市古得堡数码印刷有限公司
网　　址:www.sudapress.com
邮　　箱:sdcbs@suda.edu.cn
邮购热线:0512-67480030
销售热线:0512-67481020
开　　本:700 mm×1 000 mm　1/16　印张:11.25　字数:173 千
版　　次:2023 年 5 月第 1 版
印　　次:2023 年 5 月第 1 次印刷
书　　号:ISBN 978-7-5672-4370-5
定　　价:68.00 元

编写人员名单

主　　编：杨　敏

副 主 编：周　华

编写人员：牛洪艳　吕锦旭　刘舒苏　孙　丹

　　　　　孙妍蓓　李　旻　杨　艳　吴文慧

　　　　　狄　佳　邹　芸　宋月霞　陈　雨

　　　　　陈天雷　金　洁　宗　音　钱　卿

　　　　　徐圆圆　凌佩瑶　高桂英　巢文英

　　　　　蒋培慧　缪立英　薛丽娜　David Samaroo

前 言

PREFACE

　　肾脏是我们身体中最重要的器官之一，它对调节体内水分和电解质平衡、排泄代谢废物和毒素、维持酸碱平衡、参与内分泌活动等过程都有重要的贡献。随着人们生活方式的改变，肾脏病的患病率不断上升，已成为全球重要的公共健康问题。因此，我们呼吁公众能关注自身肾脏健康，加强日常自我保健，防治肾脏疾病。在此，我很荣幸地向大家介绍我们的新书，一本全面而有针对性的肾脏疾病科普书。

　　本书选取了现实生活中公众十分关注的肾脏健康问题，采用问答的方式，通过科学严谨却通俗易懂的语言，为大家提供全面而有益的肾脏病知识和防治建议。本书内容详尽全面，除了向大家介绍肾脏的结构和功能，原发性、继发性肾脏病的临床表现、预防和治疗，肾脏病日常饮食、治疗用药、心理健康、护理要点和运动康复等外，还介绍了腹膜透析、血液透析、肾移植等特殊患者的日常注意事项。本书汇集了许多专业医生、护士和药剂师的心血，他们深入探索了书中所涉及的各个领域，对书中的内容进行了精心的组织和整理，非常注重本书的全面性、科学性和可读性。

　　我们希望通过这本书，为广大读者提供清晰、充实、有趣的阅读体验，传递关于肾脏健康的知识，提高公众对肾脏疾病的认识和防治意识，掌握预防和治疗肾脏疾病的常用知识，从生活中的细节做起，积极预防肾脏病的发生。感谢所有为这本书提供支持和帮助的专家及机构。

周 华

2023 年 4 月 16 日于江苏常州

目 录

CONTENTS

一

您不知道的人体"下水道"

人体泌尿系统主管机体尿液的生成和排泄，由肾脏、输尿管、膀胱、尿道及相关的血管和神经组成。肾脏不仅是人体主要的排泄器官，是我们通常意义上的"下水道"，同时也是一个重要的内分泌器官，对维持机体内环境的稳定起着相当重要的作用。本部分主要介绍肾脏的结构、大小和功能，以及慢性肾脏病的常见表现、诊断方法、相关检查等。

肾脏的结构是什么样的呢？

肾脏是人体重要的器官之一。人体内有两个肾脏，它们是一对"好兄弟"，外形酷似一对蚕豆，呈红褐色，大小堪比两部智能手机，位于脊柱两侧的腹后壁、系皮带处上方大约 10 cm 处。左肾较右肾更靠近中线位置，且左肾高于右肾 1～2 cm。体检时，体形偏瘦者可在腹部触及右肾下极，左肾则不易触摸到。肾脏的位置随着呼吸运动和体位变化而发生轻度变化。

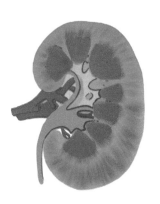

肾脏的结构

肾脏有多大？

肾脏的大小是因人而异的，体形不同、性别不同的人肾脏大小也是不一样的。中国成年人的肾脏大小一般为长 10～12 cm、宽 5～6 cm、厚3~4 cm，两个肾脏一左一右，左侧的肾比右侧的肾稍大一些，位置也比右侧的肾高一些。女性的肾脏比男性的稍小一些。

肾脏是如何保护自己的？

泌尿系统的结构十分精巧，是人体内设计完美的"排水系统"。我们的肾脏被人体严密地保护在后腹膜中，有以下三层保护层：

（1）纤维膜：最里面的紧贴肾脏的一层结缔组织，犹如肾脏的内衣，虽然薄但很坚韧，少量肾出血会被纤维膜包裹。

（2）脂肪囊：在纤维膜的外面，犹如肾脏的毛衣，是一层囊状的脂肪层，可以在肾脏受到冲击的时候像弹性垫一样保护肾脏。

（3）肾筋膜：最外面的一层保护层，包绕肾和肾上腺，对肾起固定作用，这样肾脏就不会移位了。

人体是如何产生尿意的？

肾脏像是一对勤劳的士兵，日夜不间断地产生尿液，并通过连接肾脏的两根犹如细长水管的输尿管，经过多个狭窄部位，将尿液排到下腹部如同气球一样的膀胱中储存。当尿液积累到一定量后，膀胱会向大脑

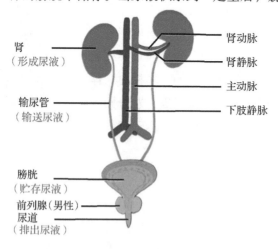

人体泌尿系统的组成

发出信号，告诉"指挥部"它装满了，人体就会产生尿意，告知主人需要排尿了，膀胱就会通过肌肉收缩将尿液由尿道排出体外。整个泌尿系统以膀胱为分界线，以上的部分称为上尿路，包括双侧肾脏和输尿管；以下的部分称为下尿路，包括膀胱和尿道。男性还多了一个叫前列腺的器官。

肾脏是如何工作的呢？

肾脏就像一个下水道系统，它有两个"工作车间"，即"过滤车间"和"回收车间"。

（1）"过滤车间"：主要由肾小球组成，肾小球其实就是由毛细血管缠绕而成的球状结构，当血液进入肾小球后，通过肾小球内的"筛子"，也就是医学上所说的"肾小球滤过膜"，"筛子"上有一个个形状规则的"筛网"，可以将个头较大的血细胞和蛋白质留在血液里，而个头较小的物质如葡萄糖、钠离子、钙离子等，和水一起穿过"筛子"，离开血液，形成原尿。同时，滤过膜上还有很多带负电荷的蛋白质，这些蛋白质会形成电荷屏障，进一步保证血液中同样带负电荷的红细胞、蛋白质无法通过滤过膜进入原尿。

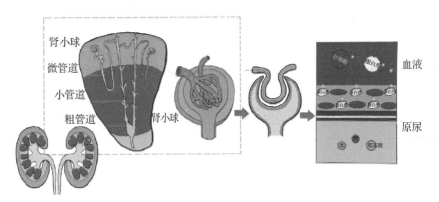

肾脏的"过滤"

（2）"回收车间"：成千上万个肾小球产生的原尿通过微管道、小管道、粗管道，这些管道负责把身体所需要的水、电解质、氨基酸、葡萄糖等有用物质重新吸收回血液，而将人体产生的代谢废物如肌酐、尿素氮、尿酸，以及多余的钾、钠、氯等电解质和水分慢慢汇集到一起，形成终尿来到肾盂，通过输尿管进入膀胱，最终被排出体外。举个具体的例子，一个 50 kg 的成年人，体内约有 4 L 血液，每分钟就有 1.2 L 的血液流经肾脏，因此肾脏每天要处理超过 1 700 L 血液（1.2 L × 60 min × 24 h），经过"过滤车间"后，肾脏每天产生的原尿约有 180 L，而经过"回收车间"的重吸收，肾脏最终排出体外的终尿仅有 1~2 L，99% 的有用成分被保留下来，仅剩下 1% 的代谢废物和多余的盐分、水分，约 1.5 L 被排出体外。

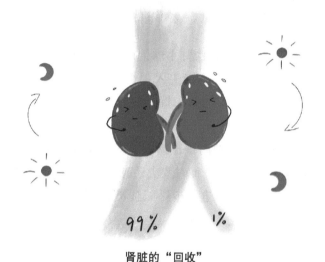

肾脏的"回收"

肾脏有哪些功能呢？

肾脏的功能可以概括为以下三点。

（1）代谢功能：肾脏是人体内的"垃圾处理厂"，负责把血液中的"垃圾"——尿素氮、肌酐等代谢废物通过尿液排出体外。

（2）维持稳态：肾脏是人体内调节水、电解质平衡的重要器官。正常情况下，当人体缺水、缺钠时，肾脏就减少排尿、排钠；反之，人体内水和钠多了，排尿、排钠也随之增多。

（3）内分泌功能：肾脏能分泌多种激素，比如能调节血压的肾素、促进红细胞成熟的促红细胞生成素（EPO）等，还能活化维生素 D，参与血钙、血磷的调节和骨代谢过程。

为什么要做肾功能检查？

肾脏病可能有多种不同的临床表现。一些患者存在与肾脏直接相关的症状（如肉眼血尿、腰痛等）或肾外症状（如水肿、高血压和尿毒症等），但很多患者往往没有明显的症状，而是在常规检查中发现血清肌酐（SCr）浓度升高或尿液分析结果异常。一旦发现肾脏疾病，应评估是否存在肾功能障碍及其严重程度、疾病进展的速度，并对基础疾病进行诊断。尽管病史和体格检查可为患者提供一定帮助，但最有用的信息最初是通过估算肾小球滤过率（GFR）和进行尿沉渣检查获得的。估算的GFR在临床上被用来评估肾脏损伤的严重程度和随访疾病的进展情况。然而，GFR并不能提供有关肾脏病病因的信息，这些信息要通过尿液分析、尿蛋白排泄量检测获得，必要时还需要采用影像学检查和肾活检。

血清肌酐升高代表肾功能下降吗？

答案是否定的。使用肌酐来估算GFR存在一定的局限性，包括肌酐生成和分泌的变化、肾外肌酐排泄及与肌酐测定相关的问题。在肾功能稳定的患者，如肾功能正常或慢性肾脏病（CKD）患者中，血清肌酐升高基本上表明GFR降低。然而，某些药物会干扰肌酐的分泌或血清肌酐的分析结果，饮食改变或膳食补充剂也会影响肌酐的产生，此时GFR不会发生变化，血尿素氮（BUN）也不会升高。在某些情况下，血清肌酐可能会出现急性升高，其中一个原因是近期选择了肉类膳食。

GFR 正常值是多少？

GFR等于所有具备功能的肾单位滤过率的总和，因此GFR可以粗略估计有功能肾单位的数量。肾脏的滤过单元，即肾小球，每日共滤过约180 L血浆（125 mL/min）。GFR的正常值与年龄、性别和体型大小均有关，男性约为130 mL/（min·1.73 m²），女性约为120 mL/（min·1.73 m²），正常人群中不同个体的正常值也有明显差异。GFR 水平有助于判断慢性肾脏病分期，而且是判断慢性肾脏病患者预后的依据之一。

GFR 正常就表明肾脏没有问题了吗？

GFR 稳定并不一定代表疾病稳定，必须检查除 GFR 改变之外提示疾病进展的其他征象，包括尿沉渣活动性指标增加、蛋白排泄量增加或血压升高。GFR 增加可能表明肾脏病改善，或血流动力学因素引起的反常性滤过增加（高滤过）。一些确实有基础肾脏病的患者可能会因 GFR 正常而使病变未被及时发现。

如何通过肉眼观察初步判断尿液是否正常呢？

肉眼下正常尿液为澄清的淡黄色液体。在一些情况下，尿液混浊度和颜色可能发生变化。尿液混浊可能见于感染，或者晶体析出或乳糜尿。黄色的尿液稀释时颜色变浅，浓缩时颜色加深（如整夜限水后）。尿液还有许多其他颜色：红至棕色尿可见于血尿（红细胞尿）、血红蛋白尿、肌红蛋白尿、食用某些药物、食用色素、食用火龙果、食用甜菜、食用大黄或番泻叶及急性间歇性卟啉病等情况，白色尿可能是由脓尿、磷酸盐结晶、乳糜尿或丙泊酚引起的，粉色尿推测由尿酸结晶引起，绿色尿可能由亚甲蓝、丙泊酚或阿米替林所致，黑色尿可能是由血红蛋白尿、肌红蛋白尿或褐黄病引起的，紫色尿可能见于留置导尿管的患者出现细菌尿时。所以，排尿结束后不要马上冲水，记得看一看尿液颜色哟！

尿液呈现像牛奶一样的白色是怎么回事？

正常尿液会呈澄清的淡黄色，饮水较少或出汗较多时尿色会呈深黄色。若尿液呈牛奶一样的颜色，需要及时就医，重点排查泌尿道感染、前列腺疾病、乳糜尿等。

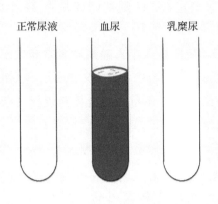

正常尿液 血尿 乳糜尿

尿液的颜色

什么是泡沫尿?

尿液里带泡泡是一种常见的情况,而与肾脏病有关的泡沫尿,其实就是蛋白尿。这样的泡沫尿有以下特点:泡沫比较黏稠,会粘在马桶壁上,用马桶冲一次还冲不掉。

夜尿增多是怎么回事?

夜尿是指夜间醒来排尿,之后再次入睡。夜尿不是一种疾病,每晚夜尿≥2次可能有临床意义。夜尿增多的诊断基于病史。新发的成人夜间尿失禁或夜间尿床(遗尿症)不同于夜尿,可能需要针对睡眠问题或尿路梗阻的不同采取相应的处理方法。那么,夜尿增多是哪些原因造成的呢?其归纳起来有以下几个方面。

(1)膀胱排尿量小:膀胱排尿量小可能由膀胱容量减小或膀胱功能受损所致,最常见的两个原因是膀胱过度活动和膀胱出口梗阻(常与良性前列腺增生有关),膀胱容量减小在老年人中很常见,很可能是因为膀胱随着年龄增加发生了改变或逼尿肌过度活跃。

(2)夜间尿量增多:夜间尿量增多可能是由于夜间排尿量在每日总排尿量中占比升高(夜间多尿)或每日总排尿量增加(多尿)。正常的排尿模式是夜间尿量少于日间尿量，而夜间多尿指夜间尿量生成过多，但 24 小时排尿量正常，睡眠期间尿量占 24 小时总尿量的 33% 以上。

（3）睡眠障碍：夜尿是老年人睡眠质量差和失眠的最常见的原因之一，也是阻塞性睡眠呼吸暂停（OSA）患者的常见特征。但是，一些存在其他原发性睡眠问题（不宁腿综合征和夜间周期性肢动）的患者可能因睡眠障碍而醒来，而被误以为是因尿意而醒来。一些直接针对睡眠障碍的治疗措施可改善夜尿增多的现象。

尿量减少一定是肾脏出问题了吗？

正常人每天的尿量差异较大，这是由于个体差异和饮食习惯的不同所造成的。正常成年人 24 小时尿量范围在 1.5 ~ 2.0 L。尿量多于 2.5 L/d 称为多尿，少于 0.4 L/d 或持续少于 17 mL/h 称为少尿，少于 0.1 L/d 或在 12 小时内完全无尿称为无尿。一般来讲，尿量与摄水量、周围环境（如气温和湿度）、食物种类、年龄、精神因素、运动量都相关。此外，通过皮肤、呼吸道、消化道排出的各种物理形式的水分都会影响总尿量。举个例子，在酷暑天气，一天中运动量较多而饮水量较少，人体通过汗液排出大量水分而补充较少，那么肾脏得到循环血容量不足的预警消息而"减少开支"，尿量就会明显减少，这时候不能判定为肾功能异常。

身体哪些信号提示肾出了问题？

人们常说肾脏病是沉默的杀手，当您出现了下列症状，可能是您的肾在呼救，请务必引起重视，去医院就诊。

1. 血尿

如果您发现自己小便颜色变红，不要慌张，首先回想一下自己最近是否吃过红心火龙果、辣椒等食物，或者近期有没有服用过利福平、甲硝唑等药物。如果没有食物、药物等因素，您要当心是不是有血尿了。

正常尿液中是没有红细胞或者偶见红细胞的。血尿就是尿液中红细胞数量超过了正常范围，可以分为镜下血尿和肉眼血尿。当尿液中红细胞较少，肉眼无法观察到，仅在显微镜下观察到，每高倍镜视野下 ≥ 3 个红细胞，称为镜下血尿。而当尿液中出现大量红细胞，1 L 尿液中含有 1 mL 血液，即可产生肉眼可见的颜色变化，如尿液呈洗肉水样，称为肉眼血尿。

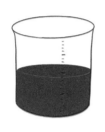 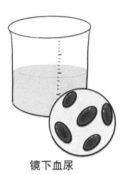

肉眼血尿　　　　　　　　镜下血尿

2. 蛋白尿

肾脏通过滤过膜将小分子代谢物质从尿液排出，而将大分子物质如蛋白质保留在体内。正常人尿液中含有少量的蛋白质，而当肾脏滤过膜受损，大分子蛋白质自由从滤过膜漏出时，尿液中出现大量蛋白质，形成蛋白尿。蛋白尿通常表现为尿液中泡沫增多，且长时间不消散。但泡沫尿不等于蛋白尿，当某些因素导致尿液浓度增加，使得尿液表面张力增加时，就会导致尿液中泡沫增多，如男性排尿时站得过高、喝水较少等。当您发现自己小便有泡沫，不妨去医院验个尿常规和尿蛋白定量。

3. 水肿

当您发现早晨起来眼睑、颜面部水肿或者双下肢凹陷性水肿时，要当心是不是肾脏出了问题。正如前面所说，肾脏滤过膜出了问题，大量蛋白质从尿液丢失，使得血液中蛋白质减少。而蛋白质像海绵一样具有“锁水”作用，当血液中蛋白质减少时，血管内的液体就会渗透到组织间隙，引发水肿。此外，肾脏本身具有调节水钠平衡的功能，肾脏受损导致水钠潴留，也会引发水肿。您如发现自己有水肿的表现，不要犹豫，赶紧去医院验个尿常规、生化、肾功能吧！

4. 高血压

当您发现自己血压升高时，需要检查是不是肾脏出了问题。我们通常所说的高血压是原发性高血压；肾脏损伤引起的高血压，称为肾性高血压，属于继发性高血压。我们的肾脏具有排钠排水的功能，肾脏受损后，会发生水钠潴留，导致高血压；此外，受损的肾脏还会分泌一些物质如肾素，也会使血压升高。高血压和肾脏损害相互作用，互为因果。因此，我们要特别重视高血压，特别是年轻人，千万不要大意。

如何留取尿液标本呢？有什么注意事项吗？

尿液标本分为 3 种：随机尿、晨尿和计时尿标本（主要指 24 小时尿），推荐留取晨尿或清晨空腹第二次且运动前的尿液。如尿标本不能在 2 小时内完成检测，应置于阴凉处或 4 ℃冰箱保存。女性应避免在月经期留尿。

24 小时尿的留取方法是：

（1）记录留尿之日早晨首次排尿的时间（假设为 7 点），这次的尿液弃之不要。

（2）上午 7 点以后至次日上午 7 点，这 24 小时内所有的尿液应全部保留在干净带刻度的容器内。请注意，次日上午 7 点如有排尿，这次的尿液也要留在容器内。

（3）将 24 小时内所有的尿液全部收集、混合、搅匀，记录尿液总量。

（4）将混匀的 24 小时尿液取出 10 mL，送化验室检测，并告知化验室医生总尿量。

二

病原菌，请走开

泌尿系统也怕病原菌吗？

泌尿系统感染是很多人，尤其是女性的常见病、多发病。可是有些人得了泌尿系统感染不去医院就诊，宁愿自己在家吃点抗生素。其实，泌尿系统感染的类型是多种多样的，严重的上尿路感染会合并败血症、感染性休克等并发症，用药不当、感染迁延不愈甚至会影响肾功能，所以一定要积极治疗才行。另外，感染和肾脏病息息相关，可以导致肾脏病的发生、发展，须知娇贵的肾脏是十分惧怕病原菌的。

泌尿系统感染是如何引起的？

绝大多数泌尿系统感染是病原菌通过尿道口入侵泌尿道造成的上行感染。尿道口周围的外部病原菌在一定条件下可冲破防线，通过尿道口上行到膀胱甚至上尿路，导致感染发生，这种情况下大多为革兰氏阴性杆菌感染。其次为血行感染，这种情况是因为患者体内的其他部位有感染，这些部位的细菌进入血液，通过血液循环到达肾脏而引发，常见的如金黄色葡萄球菌感染。其他类型还有淋巴管感染和直接感染。前者是因为腹部、盆腔等肾脏邻近部位的淋巴与肾脏淋巴管相通，细菌可从淋巴管感染肾脏；后者是由于泌尿系统邻近器官有感染，细菌从邻近的病灶直接入侵。这两种情况导致的感染均极少见。

泌尿系统感染有哪些表现？

泌尿系统感染分为上尿路感染和下尿路感染。下尿路感染主要指膀胱炎，患者常感到尿频、尿急，有的人排尿时有尿道疼痛或灼热感等，尿液会比较混浊，甚至出现肉眼血尿。一旦有血尿，患者往往会比较紧张，其实出现血尿是因为尿液中含有一定量的红细胞。如果红细胞很少，离心沉淀后，仅能在显微镜下看到少量红细胞（每高倍镜视野下≥3个红细胞），则称为镜下血尿。如果肉眼不能辨认出红色，则1 000 mL尿液中含有1 mL以下血液，含2 mL血液时可呈微红色，含4 mL血液时才有明显血色，血尿一般不会导致失血过多。上尿路感染的症状较严重，患者会出现寒战、发热、纳差等全身症状，严重时细菌进入血液，可导致败血症。有的患者腰痛明显，体检可有肾区叩击痛，伴有血白细胞计数升高和红细胞沉降率（简称"血沉"）增快。有些人（如老年人、免疫力差的人）可能症状不典型，当具有其中几项时，就要赶紧就医。

哪些人群容易发生泌尿系统感染？

女性比男性更易发生泌尿系统感染，存在泌尿道梗阻、泌尿道结石的人也容易发生继发感染，前列腺增生、神经系统疾病导致的排尿不畅甚至尿潴留者都是泌尿系统感染的高危人群。有些职业如司机、医生、教师等因为工作经常需要憋尿，这类人群也易患泌尿系统感染。另外，高龄、长期卧床、保留导尿、肿瘤、糖尿病、长期服用激素或免疫抑制剂致体质较差、一些外源性因素等也非常容易诱发泌尿系统感染。

为什么女性更易患上泌尿系统感染？

据调查显示，女性泌尿系统感染的发生率是男性的10倍左右，这是由女性的生理特点决定的。首先，女性尿道短而宽，距离肛门较近，细菌易沿尿道口入侵；其次，女性月经期、绝经期性激素变化，尿道黏膜改变等均有利于病原菌定植。而男性的尿道则相对弯曲、细长，尿道口距离肛门较远，细菌不容易进入。所以，男性泌尿系统感染常发生于泌尿道梗阻、泌尿道结石、前列腺增生、年老体弱等有诱发因素的人群。虽然女性因尿道结构的特性而更易患上泌尿系统感染，但是女性也有独特的防御感染的机制。女性存在正常的阴道菌群，含有乳酸杆菌，可以使尿道环境呈酸性从而减少细菌的寄居、黏附甚至杀死细菌，这也是大自然给予女性的保护机制。

哪些病原菌容易引起泌尿系统感染？

多种病原菌如细菌、真菌、衣原体、支原体等均可引起泌尿系统感染，但绝大多数为革兰氏阴性杆菌，最常见的是大肠杆菌，占60%~80%。其他还有副大肠杆菌、变形杆菌、克雷伯杆菌、绿脓杆菌等，少数为肠球菌和葡萄球菌。一些免疫力较差的患者如糖尿病患者、使用糖皮质激素和免疫抑制剂的患者容易发生白色念珠菌、新型隐球菌感染。金黄色葡萄球菌则多见于皮肤感染引起的败血症，细菌入血后引起血行感染。结核分枝杆菌也可导致泌尿系统感染，患者大多有肺结核的病史，或者有与肺结核患者密切接触史，结核分枝杆菌侵袭泌尿系统时可造成泌尿系统的特殊感染和破坏。病毒、支原体感染虽然少见，但也有逐渐增多的趋向。

为什么泌尿系统感染会反复发作？

经常有部分患者会吐槽泌尿系统感染像难缠的感冒一样，反反复复，给生活带来不少的麻烦。当患者出现感染反复发作时，需要积极查找是否有一些诱发因素，如有的患者存在泌尿系统结石、尿道梗阻、糖尿病等因素，利于细菌生长而导致感染反复发作。此时，医生会做如B超、静脉肾盂造影等检查来帮助明确原因，如果发现存在这些因素就要积极去除才能避免感染反复发作。另外，有些患者以为泌尿系统感染是小毛病，自己吃点抗生素就会好，或者在用药一段时间症状消失以后就停止用药，这些都会导致感染治疗不彻底而反复发作。尿中的细菌经治疗后暂时转阴，但停药后短期内原有细菌又死灰复燃，称为复发。如果患者经治疗后本次感染已经治愈，但停药较长时间后由另外一种病原菌再次引起感染则称为再感染。泌尿系统感染复发或再感染次数过多往往让患者非常痛苦，甚至有患者还会因此精神抑郁，所以积极的治疗对于泌尿系统感染患者是至关重要的。

什么是肾自截？

肾自截是肾结核的晚期病变，现在已经非常少见。由于最常见的为结核分枝杆菌引起侵犯的一侧肾脏功能完全消失，而不影响对侧的肾脏，所以叫作"肾自截"。结核分枝杆菌是一种特殊的病原菌，它除了侵犯呼吸道之外，还可以侵犯肾脏，引起肾脏干酪样变、空洞及坏死，最后整个肾脏出现广泛钙化。发展到晚期，结核病变逐渐蔓延到整个膀胱壁，膀胱肌肉丧失了舒张能力，容量缩小，造成膀胱挛缩。所以，泌尿系统结核主要表现为反复或进行性加重的尿频、尿急、尿痛，典型的患者会有消瘦、乏力、午后低热、盗汗等结核感染症状。症状像反复发作的膀胱炎，偶尔可出现血尿，故易被误诊为普通的泌尿系统感染，但用各种抗生素治疗效果均不佳。少数患者因病变后很快发生输尿管梗阻，初始的膀胱炎症状可很快消失，而被误以为泌尿系统感染已好转，再加上尿液检查无明显异常，诊断更加困难。所以，有的患者治疗达数月乃至数年之久后才被明确诊断，可惜此时发生肾自截的肾脏已经完全没有功能了，医生也是回天乏力。

感染性疾病会导致肾脏病吗？

感染是肾脏受损的重要因素之一，如扁桃体炎、呼吸道感染、肝炎、结核等感染性疾病，都容易引起肾脏病。因此，患者出现感染性疾病时需要及时治疗，抑制病情发展，避免肾脏受损。有一部分肾脏病，如急性链球菌感染后的肾小球肾炎，就是由链球菌感染以后导致的抗原抗体在肾脏沉积引起的。还有乙肝相关性肾炎，是乙型肝炎病毒感染导致体内发生抗原抗体反应，产生的抗原抗体复合物沉积到肾脏导致的肾脏病。有些感染性疾病如流行性出血热，又称肾综合征出血热，是引起肾脏损害的重要传染病，由流行性出血热病毒（汉坦病毒）引起，以鼠类为主要传染源，患者会出现发热、出血、充血、低血压休克及肾衰竭。另外，感染也是诱发溶血尿毒症综合征的首要因素，大肠杆菌、志贺（痢疾）杆菌、伤寒杆菌、肺炎链球菌感染及柯萨奇病毒、埃可病毒、人类免疫缺陷病毒（HIV）感染等均可诱发溶血尿毒症综合征。

肾炎和肾盂肾炎是一回事吗？

经常有患者认为从字面上来看，肾盂肾炎比肾炎更严重，或者以为肾炎顾名思义就是肾脏的炎症。其实，肾盂肾炎是泌尿系统感染的一种，一般是急性的，经过正规抗感染治疗后可以治愈。而通常所说的肾炎，对于成人一般是指慢性肾炎，以蛋白尿、血尿、高血压、水肿为基本临床表现。肾脏病由于起病隐匿，也称为"沉默的肾脏"，患者早期常无特殊不适，但其实危害非常大，病变可缓慢进展，等患者出现不同程度肾功能减退、发现肾功能异常再就诊时，其肾脏往往已经丧失了大部分功能，部分患者最终发展为慢性肾衰竭。

肾脏病患者更容易发生感染吗？

感染是慢性肾脏病患者常见的并发症，也是引起肾脏病恶化的重要原因。肾脏病患者往往因尿中丢失蛋白质导致血中蛋白质过低、营养不良，同时，服用激素及免疫抑制剂会导致免疫功能受到损害，再加上其他并发症等因素，极易出现感染。感染可以导致肾脏病复发或病情加重，患者可能因此反复住院或延长住院时间，重者可能危及生命。因此，对慢性肾脏病患者并发感染应该引起高度重视。另外，有的患者在肾脏病终末期需要进行腹膜透析、血液透析等治疗，或者接受各种手术和检查操作，这些也使感染的风险大大增加。

寻找肾脏病的"元凶"和"帮凶"

您是慢性肾脏病的高危人群吗？

糖尿病、高血压、高尿酸血症患者，有肾脏病家族史、长期服药史者，是慢性肾脏病的高危人群，应定期去医院做尿常规、肾功能等检查，排查肾脏病。值得注意的是，慢性肾脏病在老年人中的发病率显著增高。究其原因，主要有三点：第一，随着年龄增长，老年人肾功能会逐渐减退；第二，老年人常患多种慢性病，如糖尿病、高血压等，这些疾病常累及肾脏；第三，老年人常需要服用多种药物，进行多种检查，如增强 CT、冠状动脉造影等，发生药物性肾损害的风险也较高。除老年人之外，部分年轻人也容易被肾脏病"偷袭"。以年轻患者中较为多见的 IgA 肾病为例，其多在感染如感冒、腹泻等后发生，主要表现为血尿和血压升高。很多年轻人不重视身体发出的异常信号，往往等到出现全身水肿、血压升高时，才想到要去医院就诊，而此时病情已非常严重，有的患者甚至已经进展为尿毒症，错过了最佳治疗时机。

什么是原发性肾小球肾炎？

一般情况下所指的原发性肾小球肾炎就是我们常说的慢性肾炎，常见的类型包括 IgA 肾病、膜性肾病等。肾小球肾炎的发生主要与人体自身免疫系统有关。反复的呼吸道感染、肠道感染等形成循环免疫复合物，随血液循环到达肾脏，免疫系统在清除复合物的同时会引起肾脏损伤。同时，环境污染或病毒感染等会造成肾小球滤过膜性质改变，免疫系统会将发生了改变的滤过膜误认成外来物进行清除，因而造成肾小球基底膜损伤。

原发性肾小球肾炎一定会变成尿毒症吗？

很多人得了原发性肾小球肾炎后很焦虑，很担心自己的病会变成尿毒症。其实，原发性肾小球肾炎不一定会变成尿毒症。原发性肾小球肾炎是一类疾病的总称，其中的急性肾小球肾炎大多数是可以治愈的，只有少数迁延不愈才会变成慢性肾小球肾炎。慢性肾小球肾炎若控制得当，一般不会发展成尿毒症。原发性肾小球肾炎的预后与疾病发现的早晚、病理结果、治疗及时与否、病人依从性密切相关。总的来说，早发现、早治疗、积极配合，那么您与尿毒症的距离还很远。

什么是高血压肾病？

高血压肾病是指长期的原发性高血压引起的肾脏结构和功能损害，有可能发展至肾衰竭。根据发生的快慢和严重程度，高血压肾病可以分为良性高血压肾硬化症和恶性高血压肾硬化症。

良性高血压肾硬化症是由于高血压长期作用于肾脏引起的结构和功能的损伤。此类型多见于中老年患者，进展比较缓慢，控制血压达标是主要治疗措施。

恶性高血压肾硬化症是指在原发性高血压的基础上，血压急剧升高而引起的肾损伤，常表现为肾功能急剧恶化，多见于年轻患者，治疗效果不佳。

哪些人群容易患高血压肾病？

原发性高血压是高血压肾病最重要的病因之一。以下人群容易患高血压肾病。

（1）老年人：老年人高血压患病率高，且肾脏更容易受损。

（2）吸烟人群：长期吸烟会损伤血管。

（3）高盐饮食人群：高盐饮食易引起高血压，且会加重肾脏负担。

（4）糖尿病患者：糖尿病本身会引起全身微血管病变，导致糖尿病肾病的发生，合并糖尿病的患者更容易出现肾脏损伤。

（5）肥胖、高脂血症人群：肥胖、脂质代谢紊乱会引起肾脏疾病。

高血压肾病会出现哪些症状？

（1）高血压相关表现：头晕、头痛，严重时会出现胸闷、气急等其他靶器官损害表现。

（2）肾脏病表现：早期无特征性，随着疾病进展会出现蛋白尿（小便有泡沫）、夜尿增多（夜间排尿次数增多，但每次尿量较少）、水肿、全身乏力等。后期肾衰竭时会出现尿量减少、恶心、呕吐、食欲欠佳、心悸、胸闷、气急、呼吸困难等。

如何避免肾脏病、高血压？

要避免肾脏病、高血压"找上门"，其实可以从饮食、生活习惯等方面慢慢改变。

1. 定期检查

家族有遗传病史或者高危人群者，如65岁以上、有糖尿病等慢性病史者，建议定期做身体检查，以及时把握自己的身体健康状况。

2. 健康饮食

现代人追求美味，但是少油、少盐、少糖才是维持健康的重要因素，多喝水、多吃蔬菜水果，保持营养均衡。

3. 戒掉坏习惯

不抽烟、不喝酒对我们健康的好处勿庸置疑，对于肾脏健康来说，不要憋尿也很重要。

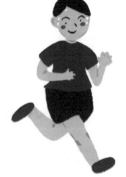

健康生活，适度运动

4. 适度运动

适度运动有利于促进新陈代谢，但也要记得不宜运动过量。

5. 按时吃药

除了定期复诊治疗、按时吃药之外，切勿随便服用其他偏方或未经医生同意擅自停药。

自身免疫性疾病肾损害有哪些？

常见的自身免疫性疾病包括系统性红斑狼疮、类风湿关节炎、抗中性粒细胞胞质抗体（ANCA）相关性血管炎、干燥综合征等。紫癜性肾炎、乙肝病毒相关性肾炎、人类免疫缺陷病毒相关性肾病等，都是自身免疫系统参与所导致的肾损伤。

哪些药物、毒物可引起肾损伤？

药物、毒物主要引起肾小管损伤。具体如下：

（1）铅、砷、汞等重金属：增白化妆品、染发剂等可能会出现重金属超标的现象。

（2）解热镇痛药：布洛芬、扶他林、安乃近、泰诺、芬必得等。

（3）中草药：可引起肾小管损伤及肾间质病变，常见的有马兜铃酸肾病。主要药物包括关木通、青木香、龙胆泻肝丸、冠心苏合丸、甘露消毒丸等。

（4）抗生素：喹诺酮类、氨基糖苷类、磺胺类等。

（5）抗肿瘤药物：几乎所有的抗肿瘤药物都有可能造成肾损伤。如环磷酰胺、甲氨蝶呤、吉西他滨、顺铂、卡铂、卡莫司汀、舒尼替尼、帕唑帕尼、阿昔替尼、索拉非尼、西妥昔单抗、帕尼单抗、毒性T淋巴细胞相关抗原4（CTLA-4）抑制剂和程序性细胞死亡蛋白受体1（PD-1）/PD-L1抑制剂。

（6）造影剂：随着增强CT、血管造影检查的普及，造影剂肾病逐渐增多。造影剂肾病的主要机制是大量造影剂在肾小管中形成结晶而造成肾小管损伤。

遗传性或先天性肾脏病有哪些？

多囊肾、Alport 综合征、Fabry 病、薄基底膜肾病、镰状细胞病、Fanconi 综合征等。

其他可引发肾脏病的原因有哪些？

反复发作的泌尿系统感染可逆行导致肾小球、肾小管损伤，鉴于女性解剖结构的特点，该病好发于女性。严重的肾结石、输尿管结石、前列腺增生、输尿管狭窄等原因会引起尿路梗阻，导致梗阻性肾病。长期高脂血症可引起脂蛋白肾病。重度肥胖可引起肥胖相关性肾病。

四

肾也怕食糖！（糖尿病肾病）

糖尿病的发病率有多高？

据最新数据显示，2021 年全球成年糖尿病患者达到了 5.37 亿，占全球成年人（20～79 岁）总数的 10.5%，也就是说约 10 个成年人中就有 1 个糖尿病患者。与 2019 年的数据相比，糖尿病患者增加了 16%，这个增长速度是相当惊人的！

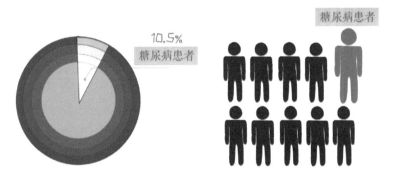

2021 年全球成年糖尿病患者所占比例

那么，我们国家的糖尿病现状如何呢？让我们用一组数据来说话：

（1）从 2011 年到 2021 年，我国糖尿病患者由 9 000 万增至 1 亿 4 000 万，增加了 56%。

（2）2021 年，我国 0～19 岁的 1 型糖尿病新发人数为 0.49 万，患病人数为 5.6 万。

（3）2021 年，我国约有 1.7 亿成年人伴有糖耐量受损，2 700 万成年人伴有空腹血糖受损，而糖耐量受损和空腹血糖受损都是糖尿病前期的表现，这类人群处于患 2 型糖尿病的高风险中。

在我国现在正进行医疗援助的国家——圭亚那，一个位于南美洲北部的国家，2020 年的总人口为 79 万，而糖尿病患病率竟高达 70%。

什么是糖尿病肾病？

糖尿病肾病是指由糖尿病导致的慢性肾脏病，包括肾脏结构损伤和功能障碍，典型的临床表现为持续加重的蛋白尿和不断进展的肾功能损害，多呈现为以下病程进展：先出现微量蛋白尿，然后尿蛋白量逐渐增多为少量、中量、大量，此后逐渐出现肾功能异常，晚期则进入肾衰竭期也就是肾脏病终末期。

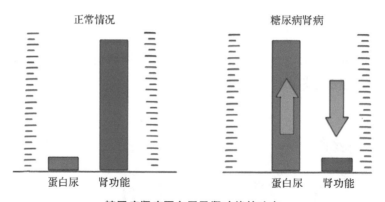

糖尿病肾病蛋白尿及肾功能的改变

根据哪些检查结果可以诊断糖尿病肾病？

当糖尿病患者具备以下至少一项时，可以诊断为糖尿病肾病：

（1）排除干扰因素的情况下，在 3～6 个月内的 3 次检测中至少 2 次尿微量白蛋白/肌酐≥30 mg/g 或尿白蛋白排泄率≥30 mg/24 h。

（2）估算肾小球滤过率（eGFR）＜60 mL/（min·1.73 m^2）持续 3 个月以上。

（3）肾活检结果符合糖尿病肾病的病理改变。

但是，当糖尿病患者发生肾损害而伴有以下任何一种情况时，须考慮非糖尿病性肾脏病的可能：

　　a. 1 型糖尿病病程较短（＜10 年）或未合并糖尿病视网膜病变。

　　b. eGFR 迅速下降。

　　c. 尿白蛋白迅速增加或出现肾病综合征。

　　d. 尿常规中出现红细胞、白细胞或细胞管型等。

　　e. 顽固性高血压。

　　f. 合并其他系统性疾病的临床表现。

　　g. 给予血管紧张素转化酶抑制剂（ACEI）（如卡托普利、依那普利、贝那普利、福辛普利等）或血管紧张素受体拮抗剂（ARB）（如氯沙坦、缬沙坦、厄贝沙坦、坎地沙坦酯、替米沙坦等）类降压药物治疗后 2~3 个月内 eGFR 下降 >30%。

　　h. 肾脏超声发现异常。

　　当出现 a—d 中的情况时，应当进行肾活检以明确诊断。

糖尿病的发病率这么高，那患糖尿病肾病的比例高吗？危害大不大？

　　糖尿病给人们带来的危害之大是毋庸置疑的。

　　首先，糖尿病造成了巨大的经济负担。据最新数据显示，2021 年糖尿病造成的全球卫生支出估计为 9 660 亿美元，相比过去 15 年的总和增长了约 316%。

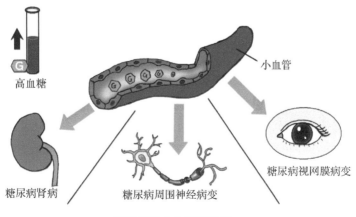

高血糖　　　　　　　　　　　　　　　　小血管

糖尿病肾病　　糖尿病周围神经病变　　糖尿病视网膜病变

糖尿病对小血管的损伤

其次，糖尿病会造成一系列的并发症，包括糖尿病肾病、糖尿病心脑血管意外、糖尿病视网膜病变、糖尿病周围神经病变等，这严重影响了人们的健康及生活质量。

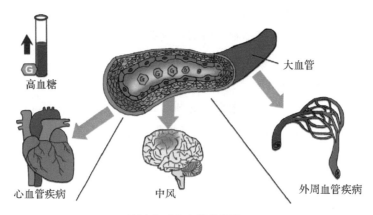

糖尿病对大血管的损伤

最后，糖尿病或其并发症的死亡率也是惊人的。有数据显示，2021年全球约有670万成年人死于糖尿病或其并发症，占所有死亡人数的12.2%，更具体地说，就是每5秒就有1个人死于糖尿病。

随着糖尿病发病率的升高，糖尿病肾病的发病率也逐年升高。据统计，在圭亚那，有40%～50%的糖尿病患者合并有糖尿病肾病，其中又有20%的患者为糖尿病肾病的终末期，他们需要依赖长期透析治疗。在我国，糖尿病人群中20%～40%会并发糖尿病肾病。一般来说，1型糖尿病患者通常在5～10年后可能出现糖尿病肾病，而2型糖尿病患者往往由于早期症状不明显而未能及时诊断，在发现的时候就已经出现了肾脏损害。随着病程进展，约25%的糖尿病肾病患者会在5～6年内进入慢性肾衰竭期，而该比例在10年内达到了50%，15年内达到了75%，这个数字是相当惊人的。糖尿病肾病已经超过慢性肾小球肾炎成为住院患者中慢性肾脏病的首要病因，这也是我国终末期肾脏病的首要病因。有数据显示，2015年我国由糖尿病导致的终末期肾脏病比例已高达53.7%。同时，糖尿病肾病还是1型糖尿病患者的第一大死因，是2型糖尿病患者的第二大死因。由此可见，糖尿病肾病是糖尿病常见且危害性大的慢性并发症之一，严重威胁着患者的生命健康。

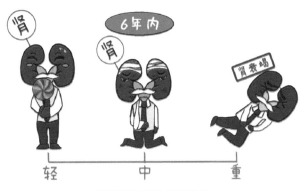

糖尿病肾病的病程进展

糖尿病肾病会有哪些表现呢？

其实，大部分糖尿病肾病患者早期没有任何不舒服，当出现以下表现时，就需要我们引起高度重视了。

（1）蛋白尿：糖尿病肾病的主要临床表现之一。早期由于肾脏滤过膜损伤较轻，血液中仅有小分子的微量白蛋白通过受损的滤过膜"漏"到尿液中，患者大多没有任何感觉。随着病情加重，肾脏滤过膜大面积受损，血液中大量蛋白质"漏"到尿中形成了大量蛋白尿，尿中一般会出现泡沫，且这种泡沫不会随着时间消失，严重者尿液类似"啤酒花"。此时，尿常规检查常常提示尿蛋白（＋），24 小时尿蛋白定量往往 >0.3 g/d。尿蛋白的加号越多，或者 24 小时尿蛋白定量值越高，表示患者病情越严重。

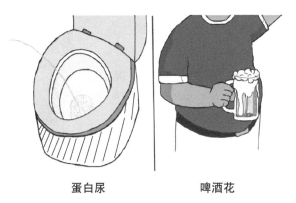

蛋白尿　　　　　　　啤酒花

（2）水肿：糖尿病肾病的常见临床表现之一。早期往往发生在身体低垂的部位，如小腿、脚踝等。长期卧床者，水肿还可能出现在臀部、大腿、小腿等部位。这种水肿多为凹陷性，也就是说用手指按下去会出现凹陷。随着病情的加重，患者还会出现眼睑、面部的水肿，最后发展为全身水肿或合并胸腔积液（胸水）、腹水。

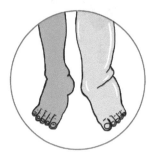
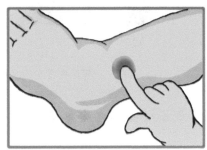

小腿水肿

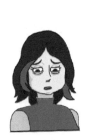

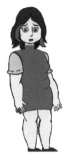
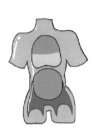
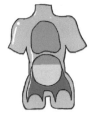

眼睑和面部水肿　　全身水肿　　胸腔积液（胸水）　　腹水

（3）高血压：部分糖尿病肾病患者还会出现血压升高的现象，表现为头晕、头痛，脑袋就像刚被门夹过一样，晕乎乎的。

以上是糖尿病肾病相对早期的表现。随着病情的进展，糖尿病肾病还会出现以下更为严重的临床表现：

a. 口腔异味：随着肾脏病变的加重，身体里的"垃圾"不能通过尿液正常排出体外，一些挥发性的物质可能就会伴随呼

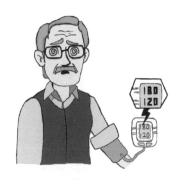

高血压

吸呼出，导致口腔中有尿骚味。

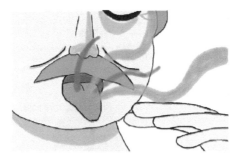

口腔中有尿骚味

b. 排尿习惯及尿量改变：正常成人日常饮水的情况下，夜间一般不排尿，但糖尿病肾病患者可能出现夜尿增多，具体而言就是习惯性地夜间排尿 2 次以上，或者夜间尿量超过一天总尿量的 1/3。此外，随着肾功能的下降，糖尿病肾病患者还会出现尿量减少（24 小时尿量少于 700 mL）、少尿（24 小时尿量少于 400 mL）甚至无尿（日尿量少于 100 mL）。

c. 贫血：正常情况下，肾脏会分泌一种促进造血的激素——促红细胞生成素，来刺激骨髓造血。当肾功能受损后，促红细胞生成素产生减少，红细胞生成不足，患者就会出现贫血，表现为头晕、面色萎黄、眼结膜苍白、嘴唇发白发暗、指甲无光泽等。成年男性血红蛋白 < 120 g/L，成年女性（非妊娠）血红蛋白 < 110 g/L 就是贫血。

d. 肾性骨病：肾脏是体内活化维生素 D 的场所之一。老百姓有种说法叫作"晒太阳补钙"，其实晒太阳是为了补充维生素 D，但维生素 D 原料要真正被我们所利用还需要经过肝脏和肾脏的活化，所以当肾脏功能不好的时候，我们体内就没有足够的活性维生素 D，钙吸收出现障碍，会导致钙丢失增多，久而久之，就会出现低钙、高磷、骨质疏松等一系列问题。

e. 心脏衰竭：当我们的肾脏不能排出毒素和多余水分的时候，心脏就会"中毒"和"溺亡"，患者可出现咳嗽、呼吸困难（一躺下就喘不上气，要坐起来才能缓解）、颈静脉怒张等症状。

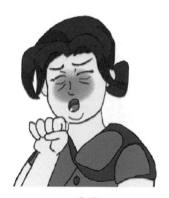

咳嗽

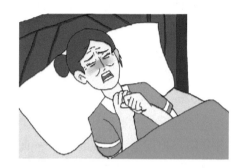

呼吸困难

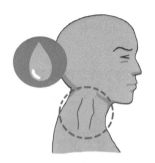

颈静脉怒张

f. 胃肠道症状：肾功能减退后，由于代谢废物排出受阻，在体内蓄积，患者可出现胃里翻江倒海、食欲不振、恶心干呕等症状。

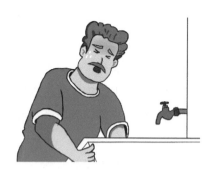

胃里翻江倒海

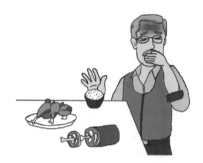

食欲不振

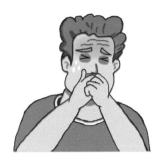

恶心干呕

g. 皮肤瘙痒：肾功能减退后，体内的磷发生排泄障碍，沉积在皮下引起皮肤瘙痒，皮肤表面可见抓痕。

h. 凝血功能障碍：糖尿病肾病患者后期由于凝血功能障碍可能会出现牙龈出血、呕血、大便带血等症状。

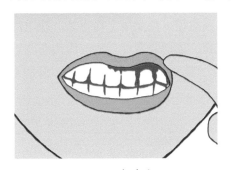

牙龈出血

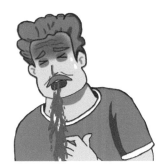

呕血

i. 神经精神症状：随着病情进展，患者还可能出现幻觉、嗜睡、昏迷等现象。

最后，患者可能因为呼吸衰竭、心力衰竭、尿毒症脑病等重症而死亡。

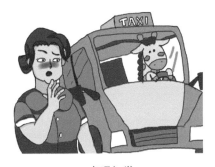

出现幻觉

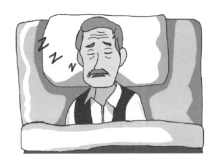

嗜睡

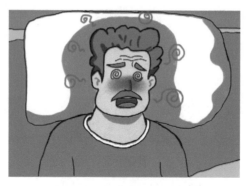

昏迷

糖尿病合并糖尿病肾病的危险因素有哪些?

糖尿病肾病发生的危险因素包括高血糖、高血压、高血脂、超重或肥胖、代谢综合征、胰岛素抵抗、吸烟、使用肾毒性药物或服用有肾毒性的食物、使用造影剂、高蛋白饮食、高盐饮食等,而这些因素是可控的。

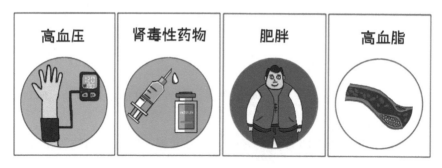

糖尿病肾病危险因素

糖尿病肾病到底是怎么发生的?

1. 蛋白尿

糖尿病患者如果长期血糖控制不佳,葡萄糖将与细胞中的蛋白质、核酸、脂质结合,形成医学上叫作"糖基化终末产物"的物质。该物质会损伤肾小球滤过膜上构成筛网及电荷屏障的蛋白质,随着时间的延长，电荷屏障消失，筛网被破坏，血液中的蛋白质不能很好地被"束缚"住，通过受损的滤过屏障进入到尿液中，形成蛋白尿。

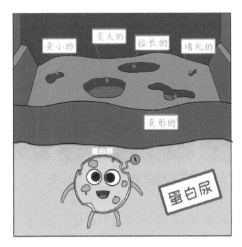

蛋白尿

2. 水肿

由于大量蛋白质从尿液中丢失，血液中蛋白质浓度降低，而血液中的蛋白质就像海绵，可以把水分牢牢锁定在血管里，血液中的水少了蛋白质的吸引，就会从血管中进入血管外的组织间隙，形成水肿。

3. 高血压

发生糖尿病肾病后，肾脏排钠减少，身体里的盐分就会升高；同时，受损的肾脏会分泌一种叫作肾素的物质，激活身体里负责血管收缩的装置——肾素-血管紧张素-醛固酮系统，引起血管收缩，从而导致高血压。

4. 肾功能损伤

除了肾小球滤过膜的破坏参与了肾功能损伤之外，糖尿病肾病发生时，入球小动脉阻力下降，导致进入肾小球的血液增多，而出球小动脉管壁增厚，导致血液流出肾小球的阻力增加，最终结果是肾小球内压力明显增高，长期高压进一步加剧肾脏的损伤。我们用自来水管道来打个比方，就像是把水龙头的开关拧大了，又把出水口给堵住了，那管道里的压力就会增大，管道的破口势必会越来越大。

随着病情的加重，被糖基化终末产物损伤的蛋白质沉积在滤过膜上，还会导致滤过膜的增厚，增厚的滤过膜挤压着毛细血管，最终导致肾小球硬化坏死。随着坏死的肾小球数量的增多，肾功能逐渐下降，最终进入终末期肾病阶段。

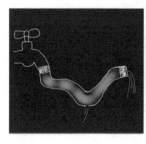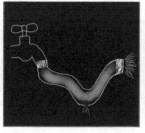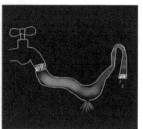

糖尿病肾病肾功能损伤模式图

糖尿病肾病的发展是个长期过程，可分为几个阶段？

专业的临床医生根据糖尿病肾病的病理生理和疾病演变过程，将糖尿病肾病分为 5 期，但实际在临床上我们能够看到的是以下 4 个阶段：正常白蛋白尿期、微量白蛋白尿期、临床期糖尿病肾病（大量蛋白尿期）和晚期糖尿病肾病。正常白蛋白尿期的患者肾脏其实是处于一个过劳的状态，但还没有从量变到质变，在临床上要得到及时诊断会有一定的困难，因为目前临床上用于糖尿病肾病早期筛查的指标——微量白蛋白尿，在这个阶段还在"正常"的范围内。当患者进入微量白蛋白尿期时，尿中可以检测到高于正常水平的白蛋白，但又低于用常规尿蛋白检测方法所能检测出的水平，此时肾脏已经开始出现实质性的损伤。当肾脏损伤越来越严重，尿液中就会丢失大量的蛋白质，这时就进入了临床期糖尿病肾病期，一般到了这一期以后，就会出现"断崖式"的肾脏功能的下降，而且这种损伤是不可逆的，也就是说肾功能的指标在正常白蛋白尿期和微量白蛋白尿期时呈现逐渐升高的状态，然后到了这个节点上，会突然地急剧升高，且不可能再恢复到之前的状态，只会逐渐进展至晚期糖尿病肾病，这也就是我们通常所说的尿毒症期。这一阶段由于肾小球的广泛硬化，肾血管管腔堵塞，肾血流量急剧下降，血肌酐明显升高。

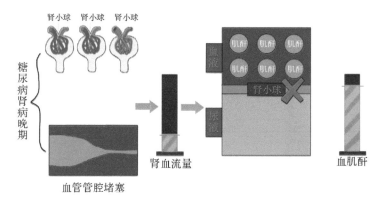

糖尿病肾病晚期表现

如何在早期发现糖尿病肾病？

因为糖尿病肾病早期表现不明显，所以定期筛查很重要，以便患者在早期发现糖尿病肾病。筛查的内容包括尿液检查、血液检查、影像学检查和肾活检。

除了糖尿病肾病之外，糖尿病还有哪些其他的并发症？

糖尿病除了影响我们的肾脏之外，还会影响我们的心血管、眼睛、神经等，从而导致糖尿病心脑血管意外、糖尿病视网膜病变、糖尿病周围神经病变等。

糖尿病患者心脑血管意外的发生率较健康人群增加 2~4 倍。

糖尿病视网膜病变在致盲性视网膜血管疾病中占据首位。乔治敦公立医院是第 17 期中国（江苏）援圭亚那医疗队的定点医院之一，也是圭亚那最大的公立医院，设有专门的糖尿病眼科中心，每天都要接诊大量的糖尿病视网膜病变患者。这里随处可见的糖尿病视网膜病变科普标识及因糖尿病视网膜病变而失明的患者们，无一不在提醒着人们糖尿病的可怕及糖尿病防治的重要性。

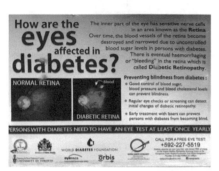

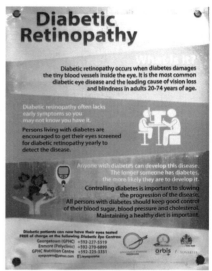

乔治敦医院眼科中心的标识及科普宣传内容

糖尿病足是糖尿病周围神经病变的主要表现之一，也是非外伤性远端肢体截肢的主要原因。在乔治敦公立医院设有专门的糖尿病足诊疗中心，为糖尿病伴下肢感染、糖尿病足感染的患者进行抗感染治疗及外科换药，对于那些感染无法控制的患者往往选择截肢。在圭亚那的街头可以看到很多残疾、截肢的患者，这往往都是因为严重的糖尿病足所致。

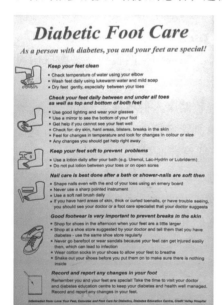

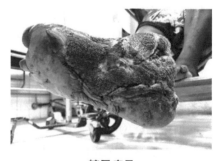

糖尿病足

乔治敦医院糖尿病足中心的糖尿病足护理标识

五

肾脏上的"小水泡"——肾囊肿

肾囊肿是什么?

肾囊肿在临床上通常指单纯性肾囊肿。单纯性肾囊肿是人类肾脏疾病中最常见的病变之一,发病率在囊性肾病中位居首位。囊肿一般为单侧、单发,也有多发或双侧同时发生者,但较少见。其病因尚不明确。患者一般无症状,多于健康检查或患其他疾病时进行 B 超、CT 检查后发现。最常见的临床表现为患侧腹部或背部胀痛,还可出现血尿、腹部包块、体温升高及全身不适等症状。

肾囊肿和多囊肾是同一种病吗?它们有什么区别?

多囊肾与肾囊肿是不同种类的疾病。

肾囊肿根据囊肿的性质可以分为单纯性肾囊肿和复杂性肾囊肿。单纯性肾囊肿可理解为肾脏上的小水泡,一般为良性的,直径 5 cm 以内,无腰痛等不适,定期复查即可。复杂性肾囊肿是单纯性肾囊肿出现如囊肿感染、囊壁增厚钙化等合并症,或者一部分囊液成分异常。此时,B 超检查图像不具备单纯性肾囊肿的全部特征,表现更为复杂,即所谓的复杂性肾囊肿。多囊肾是一种家族遗传性疾病,表现为双肾多发、大小不一的囊肿。患者早期多无明显症状,随着疾病的进展可出现以腰腹疼痛为主的临床症状。此外,还可能出现心血管病、肝脏和脾脏囊肿等肾外症状。如 B 超发现多囊肾,须及时完善尿常规、肾功能等检查评估肾脏情况，必要时还须完善基因检测。多囊肾相对肾囊肿来说更少见，属于遗传性疾病，特点是肾脏正常结构破坏或者消失殆尽，完全被大大小小的囊所替代，肾脏体积可能会明显增大，肾脏内正常结构往往显示不清，变成"囊套囊、囊挨囊、囊挤囊"的状态。同时，考虑到该病的遗传特性，建议直系亲属及时就诊。

简单来说，如果肾脏上只是存在散在的囊肿，称为单纯性肾囊肿；如果肾脏全被大大小小的囊所替代，看不到正常肾结构，称为多囊肾。

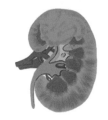 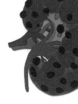 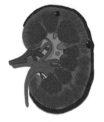 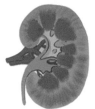

肾脏肿瘤　　　　　多囊肾　　　　　肾囊肿　　　　　正常肾脏

肾囊肿是怎么引起的呢？什么药物可以治疗肾囊肿呢？

关于肾囊肿的发病机制，目前公认的假说是肾缺血或由损伤引起的囊肿异常增生反应，由于代偿性的超滤过进一步导致了肾单位缺失。有研究表明，年龄的增长、男性、肾功能不全、高血压、吸烟均与肾囊肿有关，但肾囊肿真正的病因至今尚未完全明确。肾囊肿通过药物治疗是很难消除的，对于临床上出现的肾囊肿囊性病变，不建议给患者开具体的药物，因为很难达到治疗的效果。

肾囊肿是肾癌吗？会发展成肾癌吗？

单纯性肾囊肿是良性病变。肾囊肿一般在 CT 下有 Bosniak 分级，根据囊肿的壁是否光滑、是否有分隔、是否有钙化、是否有明显的组织形成分为 I ~ IV级。

一般 I 级和 II 级是良性病变，对于III级和IV级要注意怀疑是否有囊性肾癌的可能性。不过大部分囊肿都不是肾癌，只有非常少的IV级囊肿有可能癌变。

肾囊肿有什么症状吗？该怎样发现它呢？

单纯性肾囊肿的直径大多 <2 cm，患者一般无症状。当囊肿直径达到 4 cm 时，往往会引起腰痛、感染、出血、破裂等症状。临床上常通过 B 超筛查是否有肾囊肿，如果发现囊肿直径 >4 cm，可以通过增强 CT 确诊。

肾囊肿会影响肾功能吗？

肾囊肿是有可能影响肾功能的。单纯性肾囊肿通常进展非常缓慢，囊肿体积也不大，一般不会对肾脏实质产生压迫和损坏。但如果囊肿体积逐渐增大到已经造成肾实质损害，此时可能会出现肾功能异常。通过 CT 检查可以很明确地判断囊肿的数目、大小及其对肾实质有无损害，从而进一步评估其以后对肾功能的影响。

六

隐形杀手——尿毒症

为什么尿毒症患者会出现水肿、胸闷、血压升高？

肾脏具有调节水平衡的功能。尿毒症患者肾功能衰竭后肾脏排水功能下降，人体进食及代谢的水分不能及时排出体外导致体内水分蓄积，进而出现水肿、胸闷、气喘、血压升高的症状。因此，患者须严格控制水分摄入，低盐饮食，必要时可增加透析频次以排出体内过多水分，达到干体重。

为什么尿毒症患者会出现联合多种降压药治疗仍无法控制的顽固性血压升高？

尿毒症患者的高血压发病率在 90% 左右，其中大部分患者（约 95%）为容量性高血压，经过常规血液透析、充分透析及超滤脱水后达到干体重，血压即可恢复正常。但部分患者（3% ~ 5%）的血压经上述治疗后仍未恢复正常，甚至变得更高。通常经合理联用 3 种以上降压药仍不能将血压控制在正常水平的病症，临床上称之为难治性高血压。目前，研究普遍认为尿毒症难治性高血压绝大多数属于肾素依赖性高血压，肾素-血管紧张素-醛固酮系统激活、容量负荷增加、内皮源性缩血管活性物质增加，以及交感神经系统活性增加等均是血液透析患者合并高血压的原因。

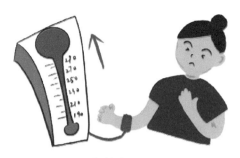

肾性高血压

临床上对难治性高血压的治疗必须采取综合性的措施，概括说来应包括以下几个方面：① 加强患者对水钠摄入的控制，低盐低钠饮食；② 充分透析，适当增加透析的频率，采用高通量透析、每日透析或低钠透析等；③ 综合性药物治疗，合理联用降压药物，如联合使用利尿剂、倍他乐克、β 受体阻滞剂、可乐定、哌唑嗪、ARB/ACEI 类药物等；④ 手术或介入性血压控制，目前主要有肾切除、肾动脉栓塞、肾动脉支架置入和肾交感神经阻滞 4 种方式。肾交感神经阻滞是近几年深受大家重视的介入性治疗措施，即在双侧肾动脉远端或分支处多点射频消融，阻断肾交感神经。它是控制高血压非常有效的治疗方法，但其安全性和操作程序仍有待进一步改进。

因此，对于难治性高血压的治疗，建议在严格控制水钠摄入的前提下，充分发挥透析治疗的潜力，综合应用降压药和其他辅助药物，对合并局限性肾动脉狭窄或内科治疗很不满意者，可考虑介入性治疗措施。

为什么尿毒症患者贫血明显？

肾性贫血是慢性肾脏病患者最常见的并发症。首先，肾脏具有内分泌功能，可分泌促进红细胞生成的激素——促红细胞生成素。尿毒症患者肾脏产生促红细胞生成素的能力下降导致患者出现的贫血，称为肾性贫血。尿毒症患者体内促红细胞生成素缺乏是肾性贫血的主要原因。其次，尿毒症患者体内存在的微炎症状态会导致营养不良、铁利用障碍等，而铁是红细胞生成的原料。因此，尿毒症患者会出现严重的肾性贫血。

为什么尿毒症患者会出现皮肤瘙痒？

尿毒症性皮肤瘙痒症（uremic pruritus, UP）是血液透析患者常见并发症之一，患病人数约占透析患者的69%。UP会导致患者生活质量大幅下降，并同时伴有抑郁、睡眠质量降低和死亡率升高等现象。

UP为多种因素共同作用的结果，目前认为其与皮肤干燥症、尿毒症毒素蓄积、免疫炎症、透析前β_2微球蛋白水平升高、高钙低磷等离子紊乱、高水平的甲状旁腺激素（PTH）及与瘙痒发生相关的常见并发

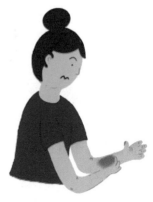

尿毒症性皮肤瘙痒症

（如糖尿病、病毒性肝炎、内分泌紊乱、躯体神经病变）等有关。由于目前UP潜在的病理生理机制仍不清楚，且患者的个体化差异大，治疗效果不理想，对瘙痒的治疗目前无统一的标准方案。

为什么尿毒症患者易出现心力衰竭？

尿毒症患者心力衰竭的发生率为30%～46%，是尿毒症患者常见的死亡原因之一。它的发生有以下几个原因：① 高血压；② 排水功能下降易出现容量负荷过大，加重心脏负荷；③ 动静脉内瘘是血液透析患者的生命线，然而因动静脉分流量大，加重了心脏负荷；④ 长期肾性贫血使心肌缺氧，致心肌功能减退；⑤动脉粥样硬化等。

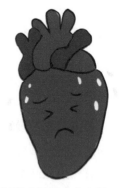

尿毒症导致心力衰竭

尿毒症患者为什么会出现骨痛、骨折？

肾脏具有调节电解质平衡的功能，尿毒症患者会出现电解质（钙、磷）紊乱，甚至出现维生素 D 的代谢异常，从而引起体内矿物质和骨代谢紊乱，骨重塑异常，导致肾性骨病的发生。肾性骨病又称慢性肾脏病-矿物质和骨异常（CKD-MBD），以骨质疏松、骨软化、纤维性骨炎、病理性骨折等为主要表现。肾性骨病是慢性肾脏病的常见并

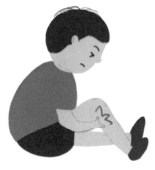

尿毒症导致骨痛、骨折

发症，在慢性肾脏病早期即可发生，而尿毒症透析患者肾性骨病的发病率几乎达 100%，须尽早防控。

尿毒症患者为什么会出现心源性猝死？

尿毒症患者心源性猝死的发生率为 16%～20%，是尿毒症患者死亡的重要原因之一。目前认为尿毒症患者发生心源性猝死主要有以下几个方面原因：① 慢性肾脏病会直接导致心血管系统结构改变，如左心室肥大、心肌纤维化和血管钙化；② 慢性肾脏病会通过肾素-血管紧张素-醛固酮系统、交感神经系统及炎症与氧化应激间接影响心血管功能；③ 低钙、高钾及

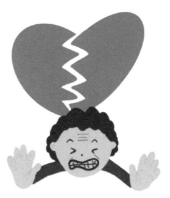

尿毒症引起心源性猝死

血液透析时液体交换过多或过快是尿毒症患者心源性猝死的重要诱因；④ 高钾血症是尿毒症患者的常见并发症，主要因为肾脏排钾受损、代谢性酸中毒等因素导致血钾升高，高钾血症可直接导致心跳骤停。

增加透析频次、控制透析间期体重增长（控制在干体重的 5% 以内）、避免高钾、避免低钙等是重要的防治措施。高钾血症患者在透析间期亦可适当服用降钾树脂等药物进行降钾治疗。

尿毒症患者为什么易出现代谢性酸中毒？

代谢性酸中毒（metabolic acidosis，MA）是慢性肾脏病的常见并发症之一，其诱发机制主要包括以下几个方面：① 肾小管重吸收碳酸氢根能力降低；② 肾小管分泌氢离子功能受损；③ 肾小管泌氨能力降低；④ 健存肾单位减少，肾小球滤过率降低，致使酸性代谢产物排出减少。

慢性肾脏病与 MA 互为因果。一方面，慢性肾脏病是 MA 的病因；另一方面，MA 可通过多种途径（如直接肾损害、参与蛋白质-能量消耗、慢性炎症状态、引起内分泌紊乱、加重代谢性骨病等）影响慢性肾脏病。

防治方法主要包括以下几点：① 治疗原发病，对于可能加重病情的诱因如感染、水电解质紊乱等应给予足够重视并予以去除；② 处理急性并发症，当出现如重度呼吸、循环和中枢神经系统抑制时须呼吸循环支持；③ 补充碳酸氢钠；④ 血液净化治疗，充分透析。

尿毒症患者为什么易出现高钾血症？

高钾血症是尿毒症患者常见的严重并发症之一，发生率为 10%，抢救不及时可直接危及患者的生命。高钾血症发生的时机多见于透析间隔较长时（如每周一、三、五透析者，多在周一透析前检查发现有高血钾）。高钾血症发生的原因主要有以下几个方面：① 透析间期的饮食控制差，过量食用含钾高的食物、水果及中药剂，部分患者使用一些药物如肾素-血管紧张素转换酶抑制剂等；② 发生感染，包括全身及局部的感染；③ 手术；④ 透析不充分。高钾血症可表现为乏力、心率慢，严重者可出现心跳骤停。

高钾血症的防治主要有以下几个方面：① 当血钾 ≥6.5 mmol/L 时可导致心跳骤停，需要进行血液透析快速降钾治疗；② 限制高钾食物，如香蕉、橙子等水果的摄入；③ 加强透析；④ 纠正酸中毒，透析间期可服用碳酸氢钠纠正酸中毒。

尿毒症患者为什么会出现急性胰腺炎？

急性胰腺炎（acute pancreatitis，AP）是一种发病率和病死率很高的急性消化系统疾病。尿毒症患者胰腺炎发生率为（0.67～14.1）/1 000人年，且病例中10.8%的患者病情危重，严重影响尿毒症患者的生命健康。尿毒症患者易并发AP考虑与以下因素有关：① 尿毒症透析患者普遍合并血脂代谢紊乱；② 尿毒症患者因饮食、运动、合并症、药物、透析模式及透析充分性等多重因素引起的高血脂增加AP的风险；③ 尿毒症毒素直接损伤胰腺细胞；④ 营养不良-微炎症状态进一步破坏胰腺组织。AP患者主要表现为中上腹疼痛、恶心、呕吐、腹胀。可行血清淀粉酶与脂肪酶、腹部CT检查明确。

防治方法主要包括以下几点：① 减肥、进行体育运动、限制高脂肪和高碳水化合物摄入、戒酒；② 药物治疗，如他汀类或贝特类降低血脂；③ 充分透析、避免感染等。

血液透析患者为什么会出现伤口出血难愈合？

患者行血液透析时需要使用抗凝剂如肝素，抗凝可维持血液在血管通路和透析器的流动状态，保证透析的持续性和充分性。但肝素使用过多会引发患者伤口不易止血、牙龈出血等情况；肝素使用过少则会引发透析管路和透析器凝血，降低透析充分性，严重时须中止血液透析。因此，应合理使用肝素。

血液透析过程中为什么会出现肌肉痉挛？

透析中肌肉痉挛的发生率为10%～20%，可能与透析中低血压、超滤快、低氧血症、低钠、低钙、使用无镁透析液等导致肌肉血流灌注降低有关。多见于足部、腓肠肌和腹壁，为疼痛性痉挛。

防治方法主要包括以下几点：① 控制透析间期体重增加（透析间期体重增长不超过干体重的5%），防止超滤过快、过多；② 肌肉痉挛时，可快速输注生理盐水、高渗葡萄糖、葡萄糖酸钙缓解症状，症状严重时须终止透析；③ 鼓励患者在透析治疗过程中加强肌肉锻炼。

血液透析过程中为什么会出现低血压？

血液透析中低血压是指治疗过程中收缩压下降≥20 mmHg，平均动脉压下降≥10 mmHg。低血压的发生率高达25%，主要与超滤脱水过快、有效循环血容量不足、透析中进食、心律失常等因素有关。

防治：严格控制透析间期体重增加、个体化超滤脱水、低温透析、透析中禁食、序贯透析（先单纯超滤，后透析）等可在一定程度上预防低血压的发生。发生低血压后，应立即停止超滤，减慢血流，补充生理盐水约200 mL。症状严重者应立即停止透析，并寻找诱发低血压的原因。部分患者也可服用米多君缓解低血压。

血液透析过程中为什么会出现恶心、呕吐？

透析过程中出现恶心、呕吐等症状考虑与透析低血压、失衡综合征、透析器反应、糖尿病导致的胃轻瘫、透析液受污染或电解质成分异常（如高钠血症、高钙血症）等有关。对于首次透析的患者，透析中的恶心、呕吐主要与失衡综合征有关，其可发生于透析中或透析刚结束时，常持续数小时至24小时，主要与透析后血浆渗透压降低引起继发性脑水肿有关。

防治：积极寻找病因，通过积极处理透析中低血压、缩短透析时间、增加透析频次、采用低通透析器等来预防。对于首次透析患者，前3次进行诱导透析也可有效避免失衡综合征的发生。

血液透析中为什么会出现头痛、烦躁甚至癫痫？

透析中发生头痛、烦躁、癫痫的常见原因有失衡综合征、严重高血压和脑血管意外（包括脑出血和脑梗死）等。有些长期饮用咖啡的患者，由于透析时血中咖啡浓度降低，也可出现头痛的症状。

防治：寻找诱因，针对诱因进行干预，如应用低钠透析、避免透析中高血压等。必要时终止血液透析，行头颅 CT 检查明确是否存在脑血管意外。

血液透析患者为什么会出现脑卒中（脑出血和脑梗死）？

脑梗死的危险因素包括：① 高龄、高血压、糖尿病、动脉硬化、心脏病、高脂血症、吸烟、睡眠呼吸暂停综合征及脑梗死家族史等；② 透析中低血压；③ 透析中抗凝不充分；④ 促红细胞生成素应用引发的血液黏滞等。脑出血的危险因素包括：高龄、高血压、脑出血病史、脑血管畸形等。

表现：患者可表现为突然发病、头痛、呕吐、一侧肢体或面部乏力或麻木、口角歪斜、双眼一侧凝视、意识障碍或抽搐等。

防治：避免透析中高血压、低血压的发生，避免血红蛋白过高、超滤过多等。一旦发生脑卒中，应立即停止血液透析，行头颅 CT 检查明确诊断，并积极住院治疗。

血液透析患者为什么会出现胸闷、胸痛、背痛？

透析患者出现胸闷、胸痛、背痛的常见原因，首先是心绞痛（心肌缺血），其次是透析中溶血、低血压、空气栓塞、透析失衡综合征、心包炎、胸膜炎及透析器过敏等。

防治：针对病因进行防治，避免低血压等。须警惕心肌缺血、心肌梗死的发生，必要时行床边心电图检测。

血液透析患者为什么会出现发热？

透析相关发热可出现在透析中，为透析开始后 1～2 小时内；也可出现在透析结束后。一旦出现发热，须分析是否由血液透析引起。

发热多由致热原进入血液引起，如透析血管通路（尤其是导管）感染、透析器使用不规范、透析器预充不规范、透析液受污染、透析无菌操作不严格等，或者是溶血、高温透析等。

防治：针对病因进行防治，如严格无菌操作，加强透析血管通路（尤其是导管）规范消毒及防护，等等。考虑细菌感染时做血培养，尤其是导管血培养，并予以相关处理。

血液透析患者为什么会出现心律失常？

心律失常常见于有心脏基础疾病（如缺血性心脏病、高血压心脏病、心肌病、心肌淀粉样变及心脏瓣膜病等）的患者，电解质异常（如高钾血症、低钾血症、低镁血症、低钙血症），血流动力学不稳定（如超滤过快）等也可诱发心律失常。

防治：针对病因进行治疗。血液透析患者平时须控制透析间期体重增加、维持电解质稳定、积极治疗基础心脏病等。心律失常较轻者可口服备用药物治疗，严重者根据需要进行住院治疗。

血液透析患者为什么会出现呕血、黑便？

血液透析患者出现呕血、黑便考虑消化道出血，主要与其长期使用肝素、尿毒症毒素致胃黏膜功能受损、合并出血性胃炎、消化性溃疡等因素有关。

防治：① 合理饮食，避免吞咽坚硬食物，保持乐观心态，充分透析，密切关注大便颜色，出现黑便时及时就医；② 消化道出血时须禁食，进行无肝素透析，并立即住院治疗。

长期血液透析患者为什么会出现手腕及手指疼痛、水肿、麻木感？

这种情况考虑为腕管综合征（CTS），主要是循环中淀粉样物质 β_2 微球蛋白沉积在关节和关节周围软组织，导致侵蚀性或破坏性骨关节病。腕管综合征多发生于透析 7 年之后。

防治：① 进行高通量透析，尽可能清除 β_2 微球蛋白，避免其在体内潴留，可每 2 周行 1 次血液灌流治疗；② 轻度时可使用糖皮质激素腕管内注射，严重时须行手术减压，切开桡腕关节以松解对正中神经的压迫；③ 肾移植有很好的疗效。

尿毒症患者为什么会出现消瘦、营养不良？

尿毒症为慢性病，尿毒症患者易出现负面情绪，影响食欲；尿毒症毒素会直接影响尿毒症患者食欲及胃肠道吸收功能；尿毒症患者体内存在微炎症状态，导致高消耗、高代谢；尿毒症患者体内水分过多，导致胃肠黏膜水肿，影响消化及吸收；等等。

防治：① 家属、医务人员加强沟通，疏解尿毒症患者负面情绪，保持乐观心态，积极参加低强度运动；② 保证透析充分性，达到干体重；③ 尿毒症患者可以通过补充口服营养、增加饮食蛋白和热量摄入、营养推荐、肠道内补充营养及胃肠外营养来改善其营养状态，达到降低发生营养不良的可能性。

七

教您看懂肾脏检查报告

　　肾脏有没有问题？问题有多严重？需不需要干预或治疗？这些都需要客观的数据指标进行说明，这就涉及临床上与肾脏相关的检查结果。但是，老百姓作为非专业人士，面对这些结果往往无所适从。在此，我们就来为大家对临床常见的肾脏相关检查结果做一个通俗易懂的解读。我们将从与肾脏相关的血液学和尿液分析检查、器械检查及肾穿刺活检和病理三个方面做简单介绍。

为什么要做尿液分析检查？

　　尿液分析是一种可提供有用信息的无创诊断方式，易于在门诊开展。该检查可以配合病史、体格检查和血清化学分析，在急慢性肾脏病评估中发挥重要作用。此外，尿液分析结果异常可能是患者存在基础肾脏病的首发证据，即使患者没有其他症状，对于部分患者，尿液分析还可用于监测已确诊肾脏病的病程。

常用的尿液检测指标有哪些？

　　（1）尿常规：尿蛋白的定性检测方法，结果用阴性（－）或者阳性（＋）来表示。如果是阳性，还可以用"＋"的多少来大致反映量的变化。等级共分为4级，"＋"越多，表示尿蛋白越多。这种检测方法价格低廉，易操作，任何时候的尿液都可以用来检测；缺点是结果的准确性及敏感性均较低，可能会出现微量尿蛋白无法检出，或者尿中没有蛋白但结果却是阳性的现象。

（2）24 小时尿蛋白定量：该方法能够量化尿液中蛋白质的具体含量，结果比较准确，是判断蛋白尿的金标准。但是该检测要求留取 24 小时尿液，操作比较麻烦，尿量提供得不准确将直接影响检验结果。正常情况下，24 小时尿蛋白定量不超过 0.15 g。24 小时尿蛋白定量 >0.15 g 为异常，<0.5 g 为轻度蛋白尿，

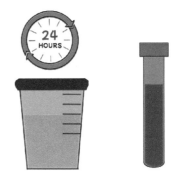

24 小时尿蛋白定量

在 0.5～3.5 g 之间为中度蛋白尿，>3.5 g 为大量蛋白尿。一般来说，尿蛋白定量的多少能反映肾脏病的严重程度，临床上经常用该指标来判断病情和疗效。

（3）尿白蛋白肌酐比值（UACR）：随机留取尿液，同时测定尿液中白蛋白含量和肌酐含量，然后计算两者比值。该方法操作简便，敏感性较高，尿中有少量的蛋白质就能检测到，是糖尿病肾病早期诊断最敏感的指标。正常情况下，UACR < 30 mg/g；UACR 在 30～300 mg/g 之间，为微量白蛋白尿；UACR >300 mg/g 时，为显性白蛋白尿。

肾功能相关的血液检测指标有哪些？

（1）血肌酐检测：肌酐是肌肉在人体内代谢的产物，主要通过肾脏排出体外。糖尿病肾病发生时，尤其是糖尿病肾病晚期，肾脏无法正常清除肌酐，导致血肌酐水平升高。血肌酐是临床中最常用的反映肾功能的指标，但不是早期肾脏病的敏感指标，血肌酐升高往往提示肾功能已严重受损。在临床工作中，我们更多的是使用血肌酐的值来估计 GFR，从而评判肾功能水平。根据 eGFR 的值，肾脏功能分为 5 期：1 期，eGFR >90 mL/（min · 1.73 m^2）；2 期，eGFR 60～89 mL/（min · 1.73 m^2）；3 期，eGFR 30～59 mL/（min · 1.73 m^2）；4 期，eGFR 15～29 mL/（min · 1.73 m^2）；5 期，eGFR <15 mL/（min · 1.73 m^2）。

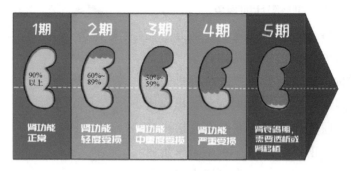

肾功能 eGFR 分期

（2）血尿素氮检查：尿素氮是蛋白质的分解产物，临床上也常用作反应肾功能的指标之一。但需要注意的是，除肾功能之外，血尿素氮水平还受多种因素影响，如药物、高蛋白饮食、脱水、肥胖等。

为什么尿白细胞会升高？

尿白细胞升高多见于泌尿系统感染，此时患者多有尿频、尿急、尿痛等不适，严重的甚至有腰痛、发热等全身症状。出现以上情况应及时就医，积极寻求治疗。

血肌酐的正常值是多少？

在美国第 3 次全国健康和营养检查调查中，男性和女性的平均血肌酐值分别为 1.13 mg/dL（100 μmol/L）和 0.93 mg/dL（82 μmol/L）。不同种族间的平均值存在差异。非拉丁裔美国黑人男性的平均血肌酐值为 1.25 mg/dL，女性为 1.01 mg/dL。非拉丁裔美国白人（男性为 1.16 mg/dL，女性为 0.97 mg/dL）和墨西哥裔美国人（男性为 1.07 mg/dL，女性为 0.86 mg/dL）的平均值更低。女性的肌肉质量较低，肌酐排泄率较低，因此血肌酐值较低。美国黑人的血肌酐值较高，而非拉丁裔的血肌酐值较低，可能也是因为前者的肌肉质量和肌酐排泄量较高，而后者较低。

医生和护士建议患者检查血清白蛋白、前白蛋白有什么意义吗？

当维持性透析患者已规律透析并确定好干体重时，医生和护士会建议其定期检测血清白蛋白浓度。如血清白蛋白浓度低于 38 g/L，则应评估膳食中蛋白质的摄入量，如果摄入不足，应增加蛋白质的摄入。如果低蛋白血症仍持续存在，则应查找有无急性炎症等疾病。前白蛋白有助于评估营养干预的效果，以及进一步证实是否存在营养不良的现象。前白蛋白进行性下降表明患者有营养不良的风险，而在营养干预后前白蛋白水平增加则可表明干预有效。

如何知道自己的肾功能是否正常呢？

目前临床最为经济、简便的检测肾功能的方法是测定血肌酐，肌酐是肌肉组织中肌酸代谢终产物，每天的分解量相对稳定。在血液中，肌酐不与蛋白质结合，可自由通过肾小球。需要注意的是，肾脏代偿能力很强，只有 GFR 下降到正常值的 1/3 时，血肌酐才开始升高，因此血肌酐反映肾功能有一定的滞后性。血肌酐还会受到性别、年龄、肌肉容积等因素的影响。

体检发现只有一个肾脏是怎么回事？

正常情况下，人体有两个肾脏，分别在脊柱两边，一边一个，为蚕豆状的外形，但有少数人为先天性的孤立肾，此时 B 超检查会提示单侧肾脏，另一侧肾脏未见。另外，如果肾脏发生移位，在正常肾脏位置未见肾脏，则可能是异位肾、游走肾或者单侧肾缺如。

双肾皮质回声增强、体积变小或变大是怎么回事？

肾脏一般长 10～12 cm，宽 5～6 cm，厚 4～5 cm，大小受性别及身高影响会略有差异，右肾位置低于左肾。在有肾脏疾病，如肾小球硬化、间质纤维化、慢性炎症等情况下，B 超上会显示肾脏皮质回声增强。如果损伤进一步加重，出现了慢性肾衰竭，即可出现双肾体积缩小、结构模糊等表现，此时应及时就医。如果是单侧肾脏体积缩小，就需要重点排查有无外伤及肾脏血管疾病等。而在糖尿病肾病早期，肾脏常常表现出体积增大。

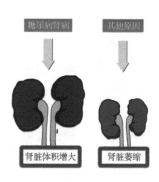

肾脏的形态改变

B 超提示集合系统分离是什么意思？

集合系统位于肾脏中央，主要由肾盂及肾盏组成，范围一般在 1 cm 以内，超过 1 cm 即可称为集合系统分离。集合系统分离常见于肾和输尿管结石等机械梗阻引起的肾积水。需要注意的是，长期的集合系统分离会导致肾实质受压，进而影响肾功能。所以，一旦发现集合系统分离，应及早就医，尽早查明并去除引起机械梗阻的原因。

肾脏小结晶和肾结石是怎么回事？

B 超对肾脏结石非常敏感，小的肾结石被称为结晶，多饮水、多运动后一般可排出体外。结晶逐渐变大则会变为结石，结石若从肾脏进入输尿管，可引起非常剧烈的肾绞痛。若结石无法排出体外，需要外科干预治疗。

B 超提示肾脏错构瘤，是肿瘤吗？

肾脏错构瘤又称肾脏血管平滑肌脂肪瘤，通常是一种良性病变。肾脏错构瘤一般无特殊的临床表现，多在体检中发现，定期复查肾脏超声即可。对于无法确定的肾脏错构瘤，建议通过肾脏增强 CT 进一步明确。

B 超能发现肾脏肿瘤吗？

肾脏肿瘤因种类的不同，在 B 超上会有不同的表现。一般而言，B 超可以发现大小超过 1 cm 的肾脏肿瘤。对于 B 超上发现的肾脏占位，建议通过增强 CT 进一步明确，并前往泌尿外科门诊及时就诊。

肾脏 B 超检查前需要注意些什么？

肠道位于肾脏的前方，超声检查时肠道内的气体及内容物会干扰影像，因此肾脏 B 超检查前最好空腹。但是肾盂、输尿管和膀胱残余尿等检查前建议多饮水、憋尿，以便更好地观察肾盂、输尿管和膀胱的形态及结构。

腹部平片（KUB）和静脉肾盂造影（IVP）分别是什么？

腹部平片是一项基本检查，质量较高的腹部平片可以了解肾脏的外形和大小、是否存在肾脏钙化及泌尿系统结石等，但是因为腹部平片对肠道准备要求比较高，现在临床较少使用。静脉肾盂造影是先在静脉注射造影剂，等待一定时间后拍摄腹部平片，观察造影剂在肾脏浓缩和排出的情况，了解肾脏外形和大小情况。正常双肾的造影剂显影强弱和排空时间基本一致，出现显影变弱或排空延迟多反映该侧肾脏及输尿管可能存在问题。另外，造影剂经肾脏滤过后进入肾盂、输尿管，可以观察上述结构有无畸形、占位、引流不畅等。但是造影剂有引起造影剂肾病的风险，肾功能不全患者在选择时应慎重。

CT、MRI 在肾脏疾病诊断上有哪些价值？

CT 在临床上应用十分广泛，对于肾脏外伤、肾结石、肾脏感染、肾脏肿瘤及泌尿系统畸形的诊断有非常重要的作用。另外，肾动脉的 CT 血管成像（CTA）还可以为肾动脉狭窄的诊断提供有价值的线索。但是 CT 本身存在放射性，对于孕、产妇并不适合，而且增强 CT 及 CTA 检查需要使用造影剂，有发生造影剂肾病的风险，对碘造影剂过敏者也不适用，此时 MRI 检查可作为一种选择。MRI 在肾脏疾病的诊断能力方面不亚于 CT，但是其费用较高，且 MRI 使用的钆造影剂有引起肾源性系统性纤维化的风险，需要引起我们的注意。

"肾图" 检查是什么？

临床上为了评估肾脏动态显像及双肾 GFR，会通过静脉注射一种放射性药物，然后使用特殊探头去收集双肾的放射性信号，这一过程可以观察到双肾的血流灌注情况、肾脏实质的形态及功能、尿路的引流情况。由此得到的肾脏影像的放射性计数随时间变化的曲线，即临床俗称的"肾图"。"肾图"有助于评估双肾及单个肾脏的 GFR。但是，该检测方法会受到肾脏离体表深度的影响，而且后期图像数据处理过程中感兴趣区的选择存在主观性，因此该检查方法有其局限性。

什么是肾穿刺活检？

肾穿刺活检通常采用局部麻醉的方法，并在超声引导下进行，将穿刺针刺入活体的肾脏，取出少量肾组织进行病理分析。肾穿刺活检的常规评估涉及光镜下组织检查、免疫荧光检查和电镜检查，一般需要在三级以上的医院由肾脏及病理专科的医师配合进行。

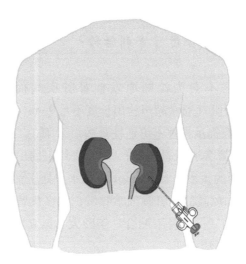

肾穿刺活检

肾脏病患者为什么要做肾穿刺活检？

肾穿刺活检是肾脏专科检查中不可替代的"金标准"检查，其价值优于其他血、尿化验等检查。肾穿刺活检的指征主要取决于临床表现。许多肾脏疾病临床表现类似，如都表现为水肿、蛋白尿或血尿、高血压等，但病理类型不尽相同，仅仅根据一般的实验室检查无法明确病理诊断，不利于治疗。而肾穿刺活检的结果影响了多达60%的病例的治疗决策。一些研究表明，肾穿刺活检后临床诊断的修正率达34%～63%，治疗方案的修正率达19%～36%。可见肾穿刺活检确实为临床诊断与治疗提供了很大的帮助。

有了肾穿刺活检结果就可以"一劳永逸"了吗？

我们务必要认识到单纯依据肾脏病理进行预后评估可能受到取样大小的影响，尤其是对于局灶性病变，如血管炎和局灶节段性肾小球硬化（FSGS），且如果活检样品仅含极少量肾小球（≤5个），结果可能不是很准确。因此，治疗方案的拟定仍需要结合临床表现综合判断。

哪些情况不适合行肾穿刺活检？

以下情况通常不会为诊断原发性肾脏疾病而行肾穿刺活检：① 回声增强的小肾脏（通常超声检出长度不足 9 cm，但需要校正身高、体重和 BMI），一般提示慢性不可逆性肾病；② 孤立自体肾（相对禁忌证）；③ 多发双侧肾囊肿或肾肿瘤；④ 无法纠正的出血倾向；⑤ 抗高血压药物无法控制的重度高血压；⑥ 肾积水，处于活动期的肾或肾周感染；⑦ 可能增加风险的肾脏解剖学异常，如多囊肾或马蹄肾；⑧ 穿刺部位的皮肤感染；⑨ 患者不配合。年龄大、孤立肾和妊娠状态并不是肾穿刺活检的绝对禁忌证。

肾穿刺活检后要注意什么？

肾穿刺活检后，患者需要绝对制动卧床 6~8 小时，密切监测生命体征变化，注意观察尿色是否发生变化。8 小时后方可在床上翻身，翻身时需要注意动作轻柔。24 小时后可下床活动，但应注意避免剧烈活动。

肾穿刺活检有哪些风险？

任何临床操作都有其风险，肾穿刺活检也不例外。肾穿刺活检的主要风险包括以下三个方面：

（1）血尿：镜下血尿的发生率几乎是 100%，多数在 1~2 天内可自行缓解，除非肾穿刺活检前患者已存在血尿。如果患者出现尿色加深，甚至出现肉眼血尿，则提示肾脏损伤较大，此时可伴有血压、血红蛋白水平下降，此类患者可能需要补液、输血，严重者需要采取肾动脉介入栓塞或肾脏切除治疗。

（2）肾周血肿：多数表现为无症状的小血肿，可自行吸收。对于血肿较大者，应该注意卧床休息，避免活动，必要时予以对症处理。

（3）其他并发症：如麻醉药品过敏、肾脏周围脏器的损伤等，但随着穿刺技术的进步及操作者熟练程度的提高，此类并发症的总体发生率也随之降低。

如何看待肾脏病理结果？

肾脏病理结果可理解为肾穿刺活检的报告单，大多数的肾脏病理检查包括光镜、免疫病理及电镜检查三部分。因为临床上相同的症状可表现为不同的病理类型，有时候不同的临床症状也可表现为相同的病理结果，所以对病理结果的解读是一个非常专业的过程，需要有经验的肾内科医生结合患者的临床表现及辅助检查结果进行综合评判。

▶▶▶ **八** ▶▶▶

肾脏病从预防到治疗

如何预防泌尿系统感染？

要预防泌尿系统感染，首先需要加强体育锻炼，增强体质。一旦发生感染，在有发热、尿路刺激症状、血尿等表现的急性期，应避免劳累、注意休息。恢复期建议进行一定的体力活动，活动的方式可因人而异，但不能过于疲劳。部分经常憋尿的人群，如司机、医护人员、教师等，由于工作忙碌、职业特殊，有时无法及时将尿液排出体外，也是泌尿系统感染的高发人群，应尽量及时排尿，避免憋尿，每晚临睡前排空膀胱。孕妈妈们由于子宫增大，易压迫到输尿管引起尿流不畅，故怀孕5个月以上的孕妈妈躺卧时以侧卧位为宜。对于引起尿路梗阻的疾病，如泌尿系统结石和肿瘤、前列腺增生等，应积极治疗，如非必要，尽量不要保留导尿，即使长期保留导尿，也应定期更换导尿管。

如何预防原发性肾小球肾炎？

（1）养成良好的生活习惯：不熬夜，不憋尿，不乱用伤肾药物，戒烟限酒，适度锻炼。

（2）调整心态：乐观生活，积极向上。

（3）健康饮食：控制盐的摄入。

（4）定期体检：通常半年查一次尿常规、肾功能、肾脏 B 超。

（5）如有不适，应及时就诊，避免延误病情。

如何治疗原发性肾小球肾炎？

1. 休息

肾脏是人体的"清道夫"，全年无休。如果肾脏生病了，就不要再熬夜加重肾脏的负担了。

2. 对症治疗

如果存在感染，则需要抗感染治疗；如果血压高，则需要控制血压；如果发生水肿，那就利尿消肿；如果尿蛋白增多，那就进行降尿蛋白治疗。

3. 个体化治疗

肾穿刺活检是诊断肾脏疾病的"金标准"。临床上可以依据病理类型选择激素、免疫抑制剂等方案，从而进行个体化治疗。

4. 定期复查

定期复查，遵医嘱用药，积极配合，千万不要功亏一篑。

如何治疗高血压肾病？

高血压肾病的治疗原则为控制血压、减少蛋白尿、利尿消肿、延缓肾功能减退。

（1）降压药物：包括 ACEI/ARB（既有降压作用，又有减少尿蛋白作用），钙离子拮抗剂，β 受体阻滞剂，利尿剂，α 受体阻滞剂。

（2）改善肾功能药物：包括 α-酮酸片、药用炭片等。

（3）替代治疗：终末期肾脏病可考虑血液透析、腹膜透析或肾移植治疗。

（4）并发症治疗：纠正贫血（促红细胞生成素、罗沙司他、铁剂、叶酸等），调节钙磷代谢（骨化三醇、碳酸镧等）。

高血压肾病能治愈吗？

高血压肾病是一种慢性且不可逆的疾病，目前尚无治愈方法。及时、正规、有效的降压治疗可以减少该病的发生。

高血压肾病患者预后如何？

及时接受正规治疗的患者较少会发展至终末期肾脏病。不能及时接受正规治疗，且合并其他高危因素的患者容易发展至终末期肾脏病，甚至出现心力衰竭、尿毒症脑病等危及生命的并发症，严重影响生活质量，缩短寿命。

糖尿病肾病如何治疗呢？

糖尿病肾病的治疗包括六个部分：① 一般治疗，如饮食营养、生活方式健康、体重管理；② 控制血糖；③ 控制血压；④ 控制尿蛋白；⑤ 控制尿酸；⑥ 调节血脂。

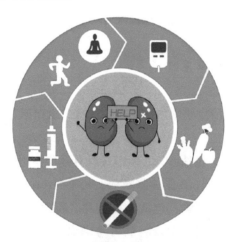

糖尿病肾病的综合治疗

糖尿病肾病患者的血糖应该控制在什么水平？

谈到糖尿病肾病患者血糖控制的目标范围，我们首先要知道以下几个概念。

1. 糖化血红蛋白（HbA1c）

HbA1c 水平是糖尿病的诊断标准之一，正常值为 4%~6%。HbA1c≥6.5% 可以作为确诊糖尿病的依据。但需要注意的是，HbA1c<6.5% 并不能排除糖尿病的可能性，还是要根据血糖测定的结果来判断。若 HbA1c>9%，说明患者持续存在高血糖。HbA1c 是衡量血糖控制的"金标准"，对治疗方案的调整具有非常重要的意义。此外，HbA1c 还作为评估糖尿病并发症发生风险的指标。HbA1c 的降低提示与糖尿病相关的死亡风险、心肌梗死风险、微血管并发症风险及视网膜病变风险均降低。

2. 自我血糖监测（SMBG）

SMBG，通俗地说就是糖尿病患者给自己测血糖。正常情况下，空腹血糖为 3.9~6.1 mmol/L；餐后 1 小时血糖为 6.7~9.4 mmol/L，最大值不超过 11.1 mmol/L；餐后 2 小时血糖应低于 7.8 mmol/L；餐后 3 小时血糖为 3.9~6.1 mmol/L。糖尿病患者如何给自己测血糖呢？这也是有讲究的：① 对于使用胰岛素治疗的糖尿病患者，在治疗初始阶段且血糖未达标时，每天需要至少测 5 次血糖；血糖已接近达标但空腹血糖仍高者或晚餐前需要注射胰岛素者，需要监测睡前血糖；血糖已达标的糖尿病患者每天测血糖次数减少至 2~4 次。② 对于非胰岛素治疗的糖尿病患者，治疗初始阶段且血糖未达标时应每周 3 天、每天测 5~7 次血糖；达标后，应每周 3 天、每天测 2 次血糖。③ 对于血糖水平很高或有低血糖风险的老年人等，建议以测餐前血糖为主。④ 对于空腹血糖控制良好、但 HbA1c 仍偏高者，以及需要了解饮食和运动对血糖的影响者，建议以测餐后 2 小时血糖为主。⑤ 胰岛素治疗期间怀疑有夜间低血糖者需要加测夜间血糖（凌晨 3 点）。⑥ 如出现低血糖症状，应及时检测血糖，剧烈运动前后也需要测血糖。

3. 持续葡萄糖监测（CGM）

CGM 通过将特殊的仪器植入皮下组织中，连续监测一段时间内患者组织间液中的葡萄糖浓度，从而连续、全面地观察患者血糖变化的情况。

4. 葡萄糖目标范围内时间（TIR）

TIR 是指 24 小时内由 SMBG 或 CGM 记录的血糖在目标范围（3.9~

10.0 mmol/L）的时间或百分比，这样可更好地反映血糖波动的情况。糖尿病肾病患者 TIR 目标值应 >50%，也就是说 24 小时中，至少 12 小时的血糖在目标范围内。

对于血糖目标值，推荐用 HbA1c 联合 SMBG 和 CGM 来评估糖尿病肾病患者血糖控制情况，我们建议将 HbA1c 控制在 7.0% 以下，但应根据年龄、糖尿病病程、预期寿命、合并症、并发症、低血糖风险等，制订个体化控制目标。例如，对于较年轻、病程较短、预期寿命较长的糖尿病肾病患者，血糖控制要更加严格；相反则要更为宽松。对于糖尿病肾病终末期患者而言，建议将 HbA1c 控制在 7%~8%。

目前常用的口服降糖药物有哪些？糖尿病肾病患者都可以用吗？

1. 磺脲类

目前在我国上市的磺脲类药物主要为格列本脲、格列美脲、格列齐特、格列吡嗪和格列喹酮。使用磺脲类药物时需要注意：① 有发生低血糖的风险，尤其是老年人、肝肾功能不全者更易发生；② 格列本脲不推荐用于慢性肾脏病患者，有肾功能轻度不全的患者如果使用磺脲类药物宜选择格列喹酮。

2. 格列奈类

我国上市的格列奈类药物有瑞格列奈、那格列奈和米格列奈。格列奈类药物须在餐前即刻服用，常见不良反应是低血糖和体重增加。这类药物可以在肾功能不全的患者中使用。

3. 双胍类

临床上用的双胍类主要指盐酸二甲双胍。二甲双胍是 2 型糖尿病合并糖尿病肾病患者控制血糖的一线用药和药物联合治疗中的基础用药。使用二甲双胍时需要注意：① 二甲双胍最常见的副作用是胃肠道反应；② 单独使用时不增加低血糖风险，当二甲双胍与胰岛素、磺脲类或格列奈类降糖药联合使用时可增加发生低血糖的风险，使用中应密切监测血糖，必要时减量；③ 患者肾功能不全时需要调整用量，当患者 eGFR < 45 mL/（min·1.73 m²）、肝功能不全、严重感染、缺氧或接受大手术

时，应停用二甲双胍；④ 若患者需要行造影检查且使用碘化对比剂则存在潜在的肾功能恶化风险，此时应暂时停用二甲双胍，在检查完至少48 小时且复查肾功能无恶化后可继续用药；⑤ 长期服用二甲双胍可引起维生素 B_{12} 水平下降，使用中应注意监测血维生素 B_{12} 水平。

4. 噻唑烷二酮类（TZD）

目前在我国上市的噻唑烷二酮类药物主要有罗格列酮和吡格列酮。使用这类药物时需要注意：① 单独使用时不增加低血糖风险，与胰岛素或磺脲类或格列奈类降糖药联合使用时会增加低血糖风险；② 常见不良反应是体重增加和水肿；③ 骨折和心脏衰竭的风险增加，因此心脏衰竭、严重骨质疏松和有骨折病史的患者禁用本类药物；④ 肾功能不全时无须调整剂量，但是由于其有潜在的液体潴留可能，故不推荐用于肾损伤患者。

5. α-糖苷酶抑制剂

我国上市的 α-糖苷酶抑制剂有阿卡波糖、伏格列波糖和米格列醇，适用于食物成分以碳水化合物为主且餐后血糖升高的患者，须餐前即刻吞服或与第一口食物一起嚼服。单独服用本类药物通常不会发生低血糖。胃肠道反应如腹胀、排气等是其常见不良反应，使用时建议从小剂量开始，逐渐加量，可有效减少胃肠道不适。在 eGFR < 30 mL／（min·1.73 m²）的患者中禁用阿卡波糖和米格列醇，慎用伏格列波糖。

6. 二肽基肽酶 4 抑制剂（DPP-4i）

目前在我国上市的药物有西格列汀、沙格列汀、维格列汀、利格列汀和阿格列汀。有研究显示，该类药物可以延缓微量蛋白尿进展到大量蛋白尿期。在有肾功能不全的患者中使用西格列汀、沙格列汀、阿格列汀和维格列汀时，应注意减少药物剂量；而在有肝、肾功能不全的患者中使用利格列汀时不需要调整剂量。

7. 钠-葡萄糖共转运蛋白 2 抑制剂（SGLT-2i）

目前已经在我国上市的 SGLT-2i 有达格列净、恩格列净、卡格列净和艾托格列净。SGLT-2i 类药物是 2 型糖尿病合并糖尿病肾病患者的一线用药，若患者使用二甲双胍后血糖不达标，推荐优选 SGLT-2i，但在 eGFR < 30 mL／（min·1.73 m²）的患者中不推荐使用。该类药物能有效防止肾功能恶化，使肾脏获益。同时，该类药物可以降低心血管不良事件发生的风险，使心脏受益。此外，该类药物还有一定减轻体重和降

压的作用。此类药物单独使用时不增加低血糖风险，与胰岛素或磺脲类或格列奈类降糖药联合使用时可增加低血糖风险，此时应下调胰岛素或磺脲类或格列奈类降糖药的剂量。在轻、中度肝功能受损患者中使用时无须调整剂量，在重度肝功能受损患者中不推荐使用。常见不良反应为泌尿系统感染、生殖系统感染等。

8. 胰高血糖素样肽 1 受体激动剂（GLP-1RA）

我国上市的 GLP-1RA 有短效的贝那鲁肽、艾塞那肽、利司那肽，以及长效的利拉鲁肽、艾塞那肽周制剂、度拉糖肽、洛塞那肽，在用法上分为口服制剂及皮下制剂，可应用于糖尿病肾病肾功能 1—3 期的患者，但终末期肾病患者不建议使用。该类药物可以改善肾脏病预后，除了降糖作用外，还可以降低体重、改善血脂和降低血压。主要不良反应为轻、中度的胃肠道反应如腹泻、恶心、腹胀、呕吐等。

在上述药物中，具有肾脏获益证据的药物为 SGLT-2i 和部分 GLP-1RA，需要根据 eGFR 调整药物剂量或停用的药物包括磺脲类、双胍类、α-糖苷酶抑制剂、大部分 DPP-4i、SGLT-2i 和 GLP-1RA。

糖尿病肾病患者宜以调整生活方式 + 二甲双胍作为基础治疗。当 eGFR ≥ 45 mL/（min·1.73 m²）时，无论 HbA1c 是否达标，均推荐加用 SGLT-2i，以延缓糖尿病肾病的进展。当 SGLT-2i 不耐受或使用后 HbA1c 仍不达标时，推荐使用 GLP-1RA。当 eGFR 在 15～30 mL/（min·1.73 m²）范围内时，建议用 GLP-1RA，不达标时也可以用胰岛素和其他方法治疗。当确诊糖尿病肾病以后，口服降糖药物切记要根据 eGFR 进行选择或调整剂量。此外，尽量避免使用有低血糖风险的药物，因为低血糖会加重肾脏病的进展。

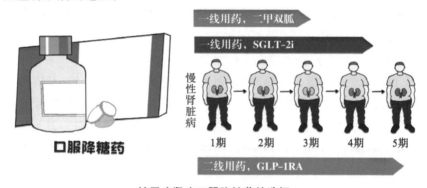

糖尿病肾病口服降糖药的选择

糖尿病肾病患者什么时候用胰岛素合适？胰岛素要怎么用？

所有妊娠期糖尿病肾病患者、儿童糖尿病肾病患者、1 型糖尿病患者和 2 型糖尿病患者在改变生活方式和口服降糖药联合治疗的基础上，血糖仍未达标或不能使用口服药物者，均应使用胰岛素治疗。2 型糖尿病患者的胰岛素起始治疗可以采用每日 1～2 次胰岛素的方案。对于 HbA1c≥9% 或空腹血糖≥11.1 mmol/L，同时伴明显高血糖症状的新诊断的 2 型糖尿病患者，可考虑实施短期（2 周至 3 个月）胰岛素强化治疗，治疗目标为空腹血糖 4.4～7 mmol/L，非空腹血糖＜10 mmol/L。具体治疗方案可以采用多次皮下注射胰岛素（餐时＋睡前基础胰岛素），每日 2～3 次预混胰岛素或持续皮下胰岛素输注。在糖尿病病程中若出现无明显诱因的体重显著下降，应该尽早使用胰岛素治疗。

糖尿病肾病患者晚期出现肾功能不全时，胰岛素降解及排出明显减少，可在体内蓄积导致低血糖发生。因此，对于采用胰岛素治疗的 2 型糖尿病合并糖尿病肾病患者，应优先选用短效或速效胰岛素，同时

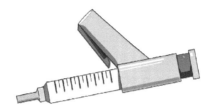

胰岛素

密切监测血糖，及时调整胰岛素剂量，避免低血糖发生；对于空腹血糖高者，可联合基础胰岛素治疗。一般在肾功能 3—4 期时胰岛素用量减少 25%，肾功能 5 期时胰岛素用量进一步减少 50%。在 2 型糖尿病血液透析患者中，透析当日的胰岛素用量应减少 25%，以减少低血糖发生风险。

糖尿病肾病患者的血压需要控制在什么范围内？选择哪种降压药最好？

对于糖尿病肾病患者，需要根据糖尿病类型、肾功能情况及年龄制定个体化的降压目标。

（1）1 型糖尿病：① 肾功能正常且无蛋白尿的患者，若年龄 ≥ 30 岁，建议血压控制在 140/90 mmHg 以下，若年龄 < 30 岁，建议血压控制在 120/80 mmHg 以下；② 肾功能正常但有微量蛋白尿的患者，若年龄 ≥30 岁，建议血压控制在 130/80 mmHg 以下，若年龄 < 30 岁，建议血压控制在 120/80 mmHg 以下；③ 肾功能在 1—3 期（轻、中度受损）的患者，若年龄 ≥30 岁，建议血压控制在 130/80 mmHg 以下，若年龄 < 30 岁，建议血压控制在 120/80 mmHg 以下；④ 肾功能在 4—5 期（严重受损）但尚未透析的患者，若无蛋白尿，建议血压控制在 140/90 mmHg 以下，若有蛋白尿，建议血压控制在 130/80 mmHg 以下；⑤ 透析患者，建议血压控制在 140/90 mmHg 以下。

（2）2 型糖尿病：① 肾功能正常且无蛋白尿的患者，若年龄 ≥ 75 岁，建议血压控制在 150/90 mmHg 以下，若年龄 < 75 岁，建议血压控制在 140/90 mmHg 以下；② 肾功能正常但有微量蛋白尿的患者，建议血压控制在 130/80 mmHg 以下；③ 肾功能在 1—3 期（轻、中度受损）的患者，建议血压控制在 130/80 mmHg 以下；④ 肾功能在 4—5 期（严重受损）但尚未透析的患者，若患者无蛋白尿且年龄 < 65 岁，建议血压控制在 140/90 mmHg 以下，若患者无蛋白尿但年龄 ≥65 岁，血压可超过 140/90 mmHg，若患者有蛋白尿，建议血压控制在 130/80 mmHg 以下；⑤ 透析患者，建议血压控制在 140/90 mmHg 以下。

糖尿病肾病伴高血压的患者推荐首选 ACEI 类药物（如卡托普利、依那普利等）或 ARB 类药物（如氯沙坦、缬沙坦、替米沙坦等）治疗。不伴有高血压的糖尿病患者，不推荐将 ACEI 或 ARB 类药物作为糖尿病肾病的一级预防方案。血肌酐≤265 μmol/L（3.0 mg/dL）的患者可以安全使用 ACEI 或 ARB 类药物，但不推荐联合使用 ACEI 和 ARB 类药物，在使用该类药物期间，应定期监测尿白蛋白排泄率、血肌酐及血钾，及时调整方案。一般认为用药 2 个月内血肌酐升高幅度 >30% 或用药期间出现高钾血症时应停药并给予相应治疗。若单用 ACEI 或 ARB 类药物血压仍无法达标，可联用其他不同机制的降压药物。

糖尿病肾病患者的血脂需要控制在什么范围内？如何选择降脂药物？

糖尿病肾病患者应定期检测血甘油三酯（TG）、总胆固醇（TC）、高密度脂蛋白胆固醇（HDL-C）和低密度脂蛋白胆固醇（LDL-C）。其中，以低密度脂蛋白胆固醇作为糖尿病肾病患者血脂控制的主要指标。推荐糖尿病肾病患者的低密度脂蛋白胆固醇 <2.6 mmol/L。若患者为动脉粥样硬化性心血管病极高危人群，该指标应 <1.8 mmol/L。

若糖尿病肾病患者以血总胆固醇升高为主，建议使用中等强度他汀类药物降胆固醇治疗，根据患者疗效、耐受情况及肾功能水平进行剂量调整；若糖尿病肾病患者以血甘油三酯升高（>5.6 mmol/L）为主，建议首选贝特类药物或高纯度鱼油降低甘油三酯水平。对于糖尿病肾病5 期的透析患者，若既往未开始降脂治疗，不建议加用调脂药物；若透析前已开始降脂治疗，则可继续谨慎使用。用药期间须监测肝功能水平，若出现肝功能异常，应减量或停用降脂药物，当肝功能恢复正常时，可酌情再次使用或换药。若使用他汀类药物时出现不良反应，可减少他汀类药物用量并联合使用依折麦布，但不推荐单独使用依折麦布。

糖尿病肾病患者可以选择哪些药物来降低尿酸和尿蛋白？

糖尿病肾病患者需要监测血尿酸水平，当男性和绝经期女性血尿酸 ≥420 μmol/L、非绝经期女性 ≥360 μmol/L 时，应开始考虑降尿酸治疗。首先选择非药物治疗，包括饮食控制和运动。若非药物治疗无法使血尿酸降至 360 μmol/L 以下，则开始考虑药物治疗，可以选择抑制尿酸生成的药物包括别嘌醇和非布司他，其中非布司他的降尿酸作用优于别嘌醇。此外，别嘌醇有发生严重的全身剥脱性皮炎的风险，用药期间需要定期检查血常规、肝肾功能。促进尿酸排泄的药物苯溴马隆仅适用于 eGFR >20 mL/（min·1.73 m^2）的患者。

对于不伴有高血压、无白蛋白尿且肾功能正常的 2 型糖尿病患者，不推荐采用该类药物预防糖尿病肾病的发生。若 2 型糖尿病患者合并有蛋白尿，无论是微量白蛋白尿还是大量白蛋白尿，治疗时均首选 ACEI 或 ARB 类药物，但不推荐两类药物联合使用。SGLT-2i 也具有减少尿蛋白的作用，可用于尿蛋白的治疗。

糖尿病肾病患者选择哪种透析方式更好？

当糖尿病肾病患者进入终末期肾病阶段时，需要通过透析治疗或肾移植来维持生命。其中，透析治疗包括血液透析治疗和腹膜透析治疗。

血液透析相当于用机器代替我们的肾脏，通过血液透析可以把对人体有用的物质保留在血液中，把毒素和代谢废物排出体外。

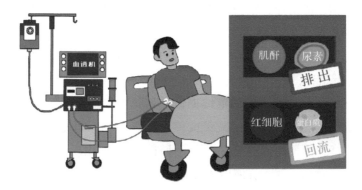

血液透析

腹膜透析是将由氯化钠、葡萄糖、氯化钙等多种物质配制成的腹透液注入腹腔，腹透液通过腹膜的毛细血管和血液发生物质交换，血液中的肌酐、尿素和多余水分会通过腹膜上的毛细血管进入腹透液来完成血液净化。

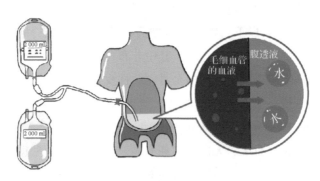

腹膜透析

对于糖尿病肾病患者来说，血液透析和腹膜透析各有优缺点。首先，血液透析对糖尿病肾病患者而言并没有特定的禁忌证。但是糖尿病肾病血液透析患者发生动脉粥样硬化和心肌病的概率更高，同时由于血液透析对 HbA1c 的影响，使 HbA1c 用来进行血糖管理评估不再有效。此外，血液透析患者的血糖控制情况在非透析期和透析期间差异很大，血糖波动大。同样值得关注的是，与非糖尿病肾病透析患者相比，糖尿病肾病透析患者血管通路——动静脉内瘘的失败率更高，血栓形成率也更高。与血液透析相比，腹膜透析对糖尿病肾病患者的残余肾功能保护效果更好，也就是说糖尿病肾病患者的残余肾功能下降较慢，临床上可以表现为在更长的一段时间里糖尿病肾病患者始终保留一定的尿量。然而腹透液中含有葡萄糖，给糖尿病肾病患者的血糖控制带来了一定挑战。因此，糖尿病肾病患者在选择透析方式时，需要综合考虑残余肾功能水平、是否有腹膜透析的禁忌证、心血管功能如何、是否合并其他疾病等，从而选择最适合的透析方式。

通过一系列治疗，糖尿病肾病的预后（结局）如何呢？

　　一般来说，在1—3期的糖尿病肾病患者通过正确饮食、药物治疗及生活习惯改善等方式，可以显著延缓糖尿病肾病的进展。如果不治疗，糖尿病肾病患者可能5~6年内就会进入终末期肾病，需要透析治疗，而积极干预后糖尿病肾病患者进入终末期肾病的时间可能延长到10年甚至10余年。所以，糖尿病肾病的早期诊断及治疗是非常重要的。

　　然而目前人们对糖尿病肾病的知晓率仍然偏低，在人们的认识里，糖尿病患者很多，而慢性肾脏病患者却没有多少，很多人甚至都不知道糖尿病会影响肾脏，往往等到出现水肿、蛋白尿等症状时才就医，甚至发现的时候已经是肾衰竭阶段了。同时，部分糖尿病患者的依从性差，不主动治疗，或者不按照医生的处方服药，随意加减药量，不控制饮食，不监测血糖，导致疾病快速进展，很快就进入肾衰竭阶段。因此，早期发现糖尿病肾病的各种"蛛丝马迹"，积极主动地配合医生进行治疗，才能尽量延缓糖尿病肾病的进展，提高生活质量和长期生存率。

肾囊肿该怎样治疗呢?

肾囊肿的治疗方案一般有两种。一种是肾内科操作的肾囊肿穿刺术,该操作是在 B 超引导下,医生通过患者的皮肤将穿刺针刺入患者体内,找到囊肿,然后穿到囊肿内把囊液抽出,最后向囊腔内注入聚桂醇作为硬化剂,保证囊肿达到较好的治疗效果。另一种是泌尿外科进行的腹腔镜囊肿去顶减压术,是将内窥镜从皮肤上的小切口插入,借助安装在手术室中的视频监控器,将手术工具引导至囊肿。只要能接受正确合理的治疗,大部分患者临床症状和肾功能都可以得到控制或改善,使病情相对稳定,生活质量提高。

肾囊肿穿刺术会不会伤肾啊?

肾囊肿穿刺术存在以下风险:

(1) 有发生出血的风险。因为肾脏局部血流比较丰富,所以在肾囊肿穿刺时肯定是有出血倾向的,出血量或多或少。当囊肿位置比较深时,发生出血的风险会更大。

(2) 有发生局部组织脏器损伤的风险。行肾囊肿穿刺术时要经过其他的脏器,尤其是当囊肿位置比较深时,可能会损伤到肌肉、肠管、肝脏等组织或脏器。

(3) 有发生感染的风险。

(4) 有可能会损伤到集合系统,也就是排尿系统,包括肾盂、肾盏、输尿管,此时可能会出现肉眼血尿。

但是肾囊肿穿刺术都是在 B 超或 CT 引导下操作的,该操作技术现在比较成熟,会根据患者的情况选择合适的措施,风险比较大时可能会选择终止穿刺,所以肾囊肿穿刺术总体还是比较安全的。

进行肾囊肿穿刺术治疗以后还会再长肾囊肿吗?

行肾囊肿穿刺术时如果打了硬化剂,囊肿复发的可能性比较小;如果未打硬化剂，可能过几个月之后囊肿就会复发，因为这种情况仅仅是把囊液抽走了，而囊壁才是分泌囊液的根本原因。没有将囊壁进行切除的情况下，囊肿的复发是不可避免的。而且，注入硬化剂后，虽然原位肾囊肿一般不会复发，但肾囊肿仍可发生在肾的其他部位。如果肾囊肿复发，治疗方式主要是采取腹腔镜囊肿去顶减压术，以破坏肾囊肿的完整性，这样一般就不容易出现复发的情况。

中医可以治疗肾病吗？

中医是可以治疗肾病的，但要辨证施治。对于正虚证、脾肾气虚者应健脾益肾，脾肾阳虚者应温补脾肾，肝肾阴虚者应滋补肝肾，气阴两虚者应益气养阴，阴阳俱虚者应阴阳并补。而对于邪实证、湿浊证应化湿泻浊，湿热证应清热利湿，水气证应行气利水，瘀血证应活血祛瘀，浊毒证应化浊排毒。

中药天然无害，是不是得了肾病就该吃中药啊？

中药是我国传统医学的瑰宝，是历代中医家在大量的实践基础上总结的宝贵经验。很多老百姓认为中药纯天然、无毒无害，但其实中药成分非常复杂，有些中药包含如马兜铃酸等成分可能造成肾脏不可逆的损伤。所以对于中药，应当科学对待，慎重用药，谨遵医嘱。

哪些中药可能损害肾脏呢？

一般伤肾中药可分为以下三类：① 植物类的中药，如马兜铃、关木通、广防己、青木香、苍耳子、蓖麻子、雷公藤、天仙藤、寻骨风、细辛等；② 动物类的中药，如鱼胆、蛇胆、蜈蚣、海马、红娘子、斑蝥等；③ 矿物质类的中药，如砒霜、雄黄、明矾、朱砂、红矾、砒石、铅丹等。此外，中药一般不可连续服用超过 14 天，中间需要间隔停药。

中药中有没有对肾脏有益的呢？

当然，某些中药如果在专业医生指导下服用，是可以起到一定的保护肾脏的作用的。传统中医补肾的中药有很多，且大多以补肾阳为主，根据中医学将肾虚分为肾阳虚和肾阴虚，补肾药物可大致分为补肾阳和补肾阴两大类。补肾的中药大多甘辛咸，药性多温热，主入肾经。

对于属于肾阳虚，有畏寒、肢冷等症者，应以温补肾阳为主要治法，主要使用的中药有：鹿茸、肉桂、肉苁蓉、枸杞、巴戟天、韭菜子、杜仲、仙茅、淫羊藿等。

对于肾阴虚者，应以滋补肾阴为主要治法，主要使用的中药有：熟地黄、冬虫夏草、何首乌、鹿角胶、山茱萸、桑葚、女贞子、菟丝子、沙苑子等。

补肾阳的中成药主要有右归丸，滋肾阴的中成药主要有左归丸。

药物治疗的注意事项有哪些？

（1）有原发病时优先控制原发病，如高血压肾病患者控制血压，糖尿病肾病患者控制血糖，等等。

（2）避免使用有肾毒性和易诱发肾功能损伤的药物，避免感染，纠正贫血、钙磷代谢紊乱等并发症。

（3）避免使用造影剂。造影剂通过肾脏排泄，肾功能不好时若继续使用造影剂，会使肾功能进一步恶化，所以在做影像学检查之前请告知医生您的肾脏病情况，医生会根据您的情况做好评估。

尿毒症患者贫血该如何治疗？

目前肾性贫血的主要治疗方法是补充外源性促红细胞生成素。罗沙司他是新出现的一种促进内源性促红细胞生成素产生的药物，已在我国率先批准上市，对于部分促红细胞生成素抵抗的患者同样有很好的疗效。笔者认为，应根据患者的具体情况进行个体化治疗纠正贫血，充分透析、加强营养、重视铁剂补充，可达到更好的疗效。目前建议血红蛋白≥110 g/L，避免超过130 g/L，血清铁蛋白＞200 μg/L 且转铁蛋白饱和度＞30％。建议患者每1～3个月检测1次血常规。

尿毒症患者皮肤瘙痒该如何治疗？

虽然目前对尿毒症皮肤瘙痒症暂无标准的治疗方案，但可通过一些措施对其进行防治。出现瘙痒时，患者应尽量避免搔抓引起继发性皮损。轻症患者予以局部保湿治疗，重症患者可通过增加透析次数、调整透析方式等优化透析方案。症状仍持续者，可在保湿治疗的基础上考虑透析后口服加巴喷丁 100～300 mg 治疗，无好转者可予以光疗、口服活性炭 6 g/d 或口服纳呋拉啡 2.5～5.0 mg 治疗。瘙痒仍无明显改善者，可尝试使用纳曲酮、他克莫司软膏、针灸等治疗。经上述措施瘙痒仍旧持续者，须考虑肾移植治疗。

尿毒症患者出现心力衰竭如何防治？

心力衰竭的防治包括去除诱因，减少心脏负荷。具体措施包括控制血压、控制透析间期体重、纠正贫血、增强体质、避免全身性感染等。心力衰竭发作时可加强超滤，以缓解症状。

尿毒症患者如何防治骨痛、骨折？

防治方法主要包括以下几点：

（1）限制血磷水平：① 应限制磷的摄入，每日饮食中磷的摄入量应限制在 800～1 000 mg；② 口服司维拉姆或碳酸镧；③ 血磷应控制在正常范围（0.74～1.45 mmol/L）。

（2）控制甲状旁腺激素（PTH）：① 活性维生素 D 及其类似物，如活性维生素 D（骨化三醇、阿法骨化醇、帕立骨化醇）；② 钙敏感受体激动剂西那卡塞。PTH 水平应控制在 150～300 pg/mL。

（3）控制血钙：血钙水平应控制在 2.1～2.5 mmol/L。

（4）其他药物：双膦酸盐等。

肾性骨病发病机制较复杂，目前对其了解尚不透彻。虽然我们有多种诊疗方法，但仍需更多的临床观察。建议患者每 1~3 个月检测 1 次血钙和血磷，每 3~6 个月检测 1 次 PTH。

肾脏替代治疗的方式有哪些？该如何选择？

肾脏替代治疗包括血液透析、腹膜透析和肾移植。为了提高接受肾脏替代治疗患者的生活质量，需要从患者的生活方式、爱好、倾向性及他们执行与处理特殊治疗的能力去考虑选择合适的肾脏替代治疗方式。肾移植是首选治疗方法，但是受到肾源和经济等原因的限制。腹膜透析可让患者更为自由地进行日常活动，包括旅游、工作和接受教育等。血液透析治疗时间较短、患者主动参与较少，但是需要往返医院，发生心血管意外的风险高。

什么是腹膜透析？

腹膜透析是目前治疗终末期肾病的方法之一，其通过腹膜来净化血液，利用患者自身腹膜为半透膜的特性，通过腹透管向腹腔内灌注腹透液，实现血液与腹透液之间的溶质交换，以清除血液内的代谢废物和过多的液体，从而维持内环境的平衡。这样就不用像血液透析那样，把血液引出体外净化了。

腹膜透析治疗具体过程是怎样的？

患者首先在医院进行一个小手术，将一条柔软、可弯曲的腹透管的一端置入腹腔，腹透液经腹透管注入腹腔，在腹腔内停留一段时间后再引流出来。腹透液是专门配制的双联袋。一套管子出液，一套管子进液，做腹膜透析的时候，将腹外段和双联袋相连接，先排出体内的废液，再将新的腹透液灌入腹腔，这样就可以进行腹膜透析治疗了。

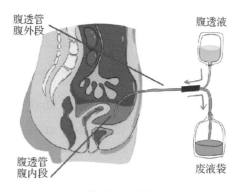

腹膜透析工作原理

　　腹膜透析换液的整个过程分三步：第一步，连接一袋腹透液，打开外接管，将体内清除了毒素的液体排出体外，这个过程约 20 分钟；第二步，夹闭出液管，将新鲜的腹透液注入腹腔内，这个过程约 10 分钟，在引流和注入的这段时间内，您可以看电视、阅读或做些其他的事情；第三步，等液体全部注入后，将连接管与腹透液解开，接上一个小小的碘伏帽，腹透液在体内停留 4～6 小时进行毒素交换，这段时间患者可以正常工作和生活。

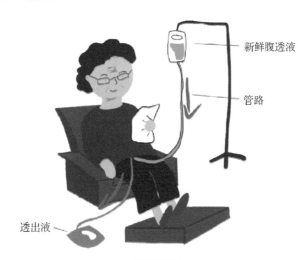

腹膜透析

腹膜透析和血液透析哪个更好呢？

腹膜透析和血液透析各有优缺点。

腹膜透析是居家治疗，较为方便。此外，腹膜透析不需要血管通路，免受扎针之苦，在保护残余肾功能、减少血源性交叉感染（乙肝、丙肝等）、减少出血风险、稳定血流动力学方面也比血液透析有优势。但腹膜透析对患者自我管理要求较高，如患者自我管理能力差，发生感染的风险会增加。

血液透析毒素、水分清除相对更充分。血液透析主要依赖透析机和专科护士操作，不需要患者自己操作，但是他们需要每周 3 次，每次花费 4 小时在医院透析，时间比较长。血液透析对残余肾功能的保护差，出血、交叉感染风险比腹膜透析大。

哪种治疗方式更好呢？其实医疗界也没有肯定的答复。一般来说，对于血管条件不好、有残余肾功能、附近没有血透中心、具有一定生活自理能力、仍旧需要工作的患者，可以优先考虑腹膜透析。

腹膜透析患者居家治疗需要注意些什么？

（1）环境：需要一个清洁的环境，减少感染的发生。透析房间要求干燥、通风良好，备有紫外线灯，每日对房间进行 2 次紫外线照射，每次 30 分钟。家中不要养宠物。腹透液应集中放置在操作间，避免阳光直射。

（2）操作：首先检查腹透袋有无破损，整个操作过程注意无菌，严格按照三步法进行换液。

（3）记录：认真记录腹透日记，腹透记录本要记录每天的透析次数、透析时间、透析出量和入量、腹透液清晰还是混浊、腹透液出入是否顺畅等，同时记录身体各种参数，如体重、血压、血糖等，以及透析期间发生的各种状况。

（4）饮食：根据医生或营养师建议补充足够的优质蛋白质，如食用牛奶、鸡蛋、牛肉等，保证足够的热量摄入，但同时要避免高磷饮食，对于水肿、高血压、体重增加迅速的患者，要限制水、钠的摄入。

（5）运动：建议选择不会牵拉导管的运动，尽量降低运动锻炼的危险，同时，由于患者腹部有开放性创口，因此尽量不要选择游泳等运动。但是选择的运动也需要能够达到运动治疗的效果，应以有氧运动为主，如散步、慢跑、爬楼、划船、骑自行车、打太极拳等。

（6）心理：家庭中其他成员要及时关注患者的心理变化，要多关心、鼓励、帮助他们，让患者树立战胜疾病的信心。患者本人也要多参加社会活动，加强病患之间的联络与倾诉，这可以使患者得到彼此之间的感情支持，减轻疾病造成的压力，保持乐观自信的心理状态。

（7）定期随访：建议病情稳定的腹膜透析患者每 1～3 个月来医院进行随访和复查一次，定期评估腹膜透析效果。如有不适，及时来院就诊。随访时必须携带腹透记录本。外接短管每半年到医院更换一次，如发现外接短管有污染、损坏，须及时更换。

为什么做腹膜透析更自由？

因为腹膜透析是居家治疗的一种，腹膜透析患者不用往返于家和医院。腹膜透析患者的一天可能是这样的：

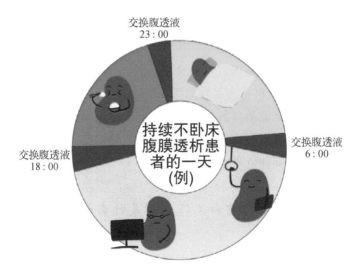

或者是这样的：

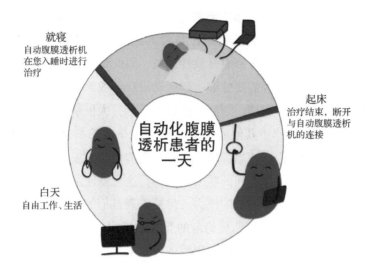

就寝
自动腹膜透析机
在您入睡时进行
治疗

起床
治疗结束，断开
与自动腹膜透析
机的连接

自动化腹膜
透析患者的
一天

白天
自由工作、生活

　　患者该去学校去学校，该上班就上班，如果周末、节假日想去放松一下，也可以带上腹透液，来一场说走就走的旅行，愉快地和大自然拥抱！

什么是自动化腹膜透析？

　　自动化腹膜透析（APD），英文全称为 automated peritoneal dialysis，是指利用自动腹膜透析机进行腹透液交换的各种腹膜透析形式。可通过机器操作，每天夜间预先设置自动换液，在患者睡眠的时候进行治疗，白天可安排日常活动或参加力所能及的工作，从而使患者有更高的社会参与度。大部分 APD 机带有远程监测功能，医生和护士能通过 APD 平台，及时获取患者居家治疗的各种信息，实时对腹膜透析患者进行治疗监控和方案调整，定期进行健康教育，远程指导规范操作，减少并发症的发生，与患者之间建立更密切的联系。

腹膜透析机的结构和工作原理是什么？

　　腹膜透析机一般由主机、控制单元、加热器等部件组成。腹膜透析机主要有两类：动力式腹膜透析机、重力式腹膜透析机。不同的腹膜透析机工作原理也不同。

（1）动力式腹膜透析机：利用动力学方法，将腹透液输送到腹膜透析机，经过腹膜透析机加热后输送到患者腹腔，经留腹透析交换后，引流到废液装置内。腹透液袋可平放，高度无要求。

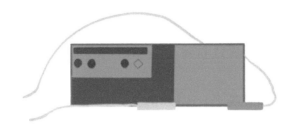

动力式腹膜透析机

（2）重力式腹膜透析机：利用重力学方法，液体由高向低流动的特性，实现腹透液从高处流向腹膜透析机，经过腹膜透析机加热后灌入患者腹腔，经留腹透析后引流到废液收集装置内。腹透液袋高于腹膜透析机的加热装置。

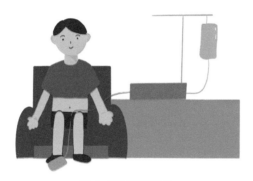

重力式腹膜透析机

哪些患者适合做 APD 呢？

这取决于患者的社会因素和临床因素两方面。社会因素包括患者的生活方式、工作情况、经济能力等。临床因素指能否提供足够的溶质（如毒素）和体液（如水分）清除。

目前认为，适合做 APD 的人群包括：工作型人士，社会活动频繁者，学生，需要帮助者如老人、小孩，不能耐受频繁换液的患者，等等。临床适应证包括：腹膜高转运特性，超滤不佳，透析不充分，因腹腔压力增加产生的腹膜透析合并症如疝气和渗漏等，经常发生腹膜炎的患者，营养不良，肥胖患者，等等。

如果不存在经济方面的因素，那么是选择手动腹膜透析治疗还是APD，应根据患者具体的病情及其家庭生活等诸多社会因素综合决定。

自己在家腹膜透析时要怎么操作？

腹膜透析治疗有两种：一种是手工操作，一般每天进行 3～4 次换液操作，每次换液 20～30 分钟，白天一般 4～6 小时交换 1 次，根据自己作息时间合理安排；另一种是 APD 治疗，患者白天可自由活动，晚上睡觉时 APD 机自动为其做透析治疗，治疗的时间一般持续 8～10 小时。

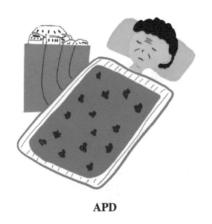

APD

腹膜透析能做几年？如果腹膜透析做得不好怎么办？

腹膜透析是利用自身腹膜作为透析膜的透析方式，与患者腹膜功能、病情变化、并发症等都有密切关系，目前在医学上无法确切预知每个患者能做几年，患者可定期去医院评估腹膜功能，根据情况及时调整腹膜透析方案。

如果腹膜功能下降了，可以联合血液透析或改为血液透析。

腹透液怎么购买？怎么存放？怎么加热？

每月 1 次到定点医院门诊配腹透液，家里留有 7~10 天的余量。腹透液应存放在干燥、通风、干净处，避免阳光直射，堆放不要超过 5 层。腹透液采取干热法加热，建议用专用恒温箱，加热至 37 ℃ 左右使用。禁止水浴加热，水浴可能会损坏包装，导致腹透液污染；禁止用暖气片、微波炉加热，因为过高的温度可能会破坏腹透液的稳定性。

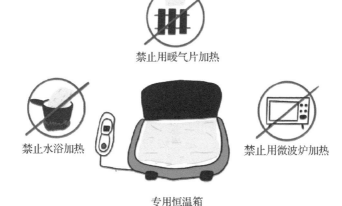

禁止用暖气片加热

禁止水浴加热

禁止用微波炉加热

专用恒温箱

腹透液加热方式

做了腹膜透析还能外出旅游吗？需要注意些什么？

腹膜透析患者在确定身体状况良好的情况下，可以外出旅游。需要注意以下几点：① 外出旅游前全面检查身体状况；② 旅游地点要出行方便，车程最好控制在 4 小时以内；③ 住宿要安排卫生条件好的酒店，酒店附近最好能有医院；④ 饮食最好提前与供餐方沟通好；⑤ 合理安排行程，留出换液时间，注意休息，避免过于疲劳；⑥ 换液时注意环境清洁卫生，有条件的话用紫外线消毒，采用专用恒温箱加热腹透液至 37 ℃，关闭门窗、电风扇等，避免空气流通，严格洗手，戴口罩，避免人员走动，等等。

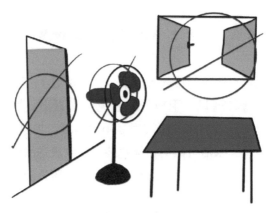

换液时的环境准备

做了腹膜透析还能运动吗？能做哪些运动？

身体条件允许的情况下可适当运动，如慢跑、快走、打太极拳、骑自行车、划船、打乒乓球等，禁止游泳、踢足球、打篮球等运动项目，也可进行锻炼上臂肌肉的运动，适当运动可以增强心肺功能，改善营养状况，提升透析效率。

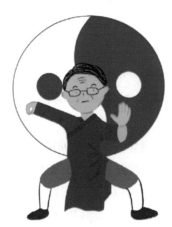

打太极拳

糖尿病患者做腹膜透析会不会影响血糖？要注意什么？

目前国内主要使用葡萄糖作为渗透剂的腹透液，合并糖尿病的患者使用后会引起血糖升高，要注意监测血糖，一般空腹血糖＜7 mmol/L，餐后血糖＜11 mmol/L，根据血糖变化调整降糖药的用量，一般建议皮下注射胰岛素。另外，以艾考糊精作为渗透剂的新型腹透液——艾考糊精腹透液已获批上市，自2022年3月起开始应用于临床。艾考糊精不被人体吸收，不会升高血糖，更适合合并糖尿病的患者使用。

选择腹膜透析就怕感染，要怎样预防腹膜透析感染呢？

① 环境要清洁干燥，每天紫外线消毒；② 换液操作时关闭门窗、空调、电风扇等，避免人员走动；③ 不接触宠物，禁止宠物进入换液操作间；④ 每次换液前检查腹透液温度、浓度、有效期、有无杂质、有无渗漏；⑤ 正确戴口罩，正确洗手；⑥ 按培训的正确步骤进行换液操作；⑦ 碘伏帽一次性使用；⑧ 保护肠胃，均衡饮食，注意饮食卫生；⑨ 保持大便通畅，发生便秘或腹泻时及时处理；⑩ 避免受凉；⑪ 适当运动，增强免疫力；⑫ 做好出口处护理；⑬ 保护好透析导管；⑭ 避免低血钾的发生；⑮ 避免不必要的侵入性胃肠道和妇科检查和手术，必须进行时可咨询腹透中心，采取相应的预防措施；⑯ 定期门诊随访。

怎么知道自己发生了腹膜透析感染？万一发生了感染，怎么办？

腹膜透析感染就是腹膜透析相关性腹膜炎，它有三大症状：腹膜透析流出液混浊、腹痛、伴或不伴发热。腹膜透析患者每次换液需要观察引流的腹透液有无混浊，如出现混浊，应立即带着混浊的腹透液前往医院就诊。

怎样保护腹透管？

① 妥善固定，防止牵拉；② 不要接触剪刀等锐器，以免损伤导管；③ 导管和导管出口处不要接触酒精；④ 出口处如有结痂，不要强行去除；⑤ 不要穿过紧的衣裤，皮带等不要压在导管上或出口处；⑥ 不要抓挠导管出口处皮肤；⑦ 不要自行涂抹药膏或爽身粉等；⑧ 外接短管每 6 个月必须更换。

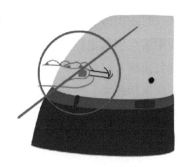

禁止牵拉腹透管

腹膜透析患者能洗澡吗？怎么洗？

答案是肯定的。腹膜透析患者能洗澡，并且还要经常洗，养成良好的卫生习惯。由于腹部带有一根腹透管，腹膜透析患者洗澡前要用洗澡保护袋保护好腹透管和导管出口处。洗澡时只能选择淋浴，不能盆浴；水温不宜过高，一般控制在 40 ℃左右为宜；洗澡时间不能太长，宜控制在 10～15 分钟。淋浴间要注意防滑、通风，冬季洗澡不宜过于频繁，每周 2 次左右为宜。术后及拆线前不能洗澡，洗澡后要立即进行导管出口处换药，观察导管出口处情况，以防出口处和隧道感染。

冬季天冷，肾脏病患者更怕冷，腹膜透析患者要怎么安全过冬？

因冬季寒冷，腹膜透析患者出汗及不显性失水减少，容易出现水肿，加上寒冷使血管收缩，导致血压偏高或难以控制。另外，冬季气温变化大，容易感冒，活动量减少，容易发胖，因此冬季心脑血管并发症的发病率会增加。那腹膜透析患者要如何平稳地过冬呢？首先，要注意保暖，根据气温变化及时增减衣物，气温较低时可使用空调，但要注意经常清洗滤网，定时开窗通风，进行换液操作时要暂时关闭空调。用热水泡泡脚，促进血液循环，每次泡脚时间控制在 20 ~ 30 分钟，水温不要过高，防止烫伤。其次，要控制水分的摄入，监测体重、血压、尿量、超滤量，与透析中心保持紧密联系，及时调整药物治疗及透析处方。再次，气温较低时或雾霾天气避免外出，外出时要戴好口罩，可适当增加室内运动，增强免疫力。最后，要注意的是，不能因为天冷就在床上进行换液操作，要坚持用流动水正确洗手，勤消毒，卧床患者要保持床位清洁。

什么是血液透析？

血液透析是将血液引出至体外循环，经过透析器，利用弥散、对流和吸附原理清除血液中的代谢废物和过多水分，维持水、电解质和酸碱平衡，从而达到净化血液的目的。

血液透析的适应证有哪些？

（1）终末期肾病。

（2）急性肾损伤。

（3）药物或毒物中毒。

（4）严重水、电解质和酸碱平衡紊乱。

（5）其他，如严重高热、低体温，以及常规内科治疗无效的严重水肿、心力衰竭、肝功能衰竭等。

血液透析的禁忌证有哪些？

血液透析无绝对禁忌证，但下列情况应慎用：

（1）颅内出血或颅内压增高。

（2）药物难以纠正的严重休克。

（3）严重心肌病变并有难治性心力衰竭。

（4）活动性出血。

（5）精神障碍，不能配合血液透析治疗。

血液透析的设备有哪些？

血液透析的设备包括水处理系统、血液透析机、透析器和透析液。

1. 水处理系统

血液透析患者每周接触水 300 ~ 400 L，而自来水中含细菌、内毒素、病毒等微生物，含残余氯、可溶性无机盐等化学物质及不溶性颗粒和纤维。如果血液直接与自来水接触，将导致患者发生急性和慢性并发症，因此自来水须依次经过滤、除铁、软化、活性炭、反渗透处理，才能达到超纯透析用水的要求。

2. 血液透析机

血液透析机是一个较为复杂的机电一体化设备，它由体外循环通路、透析液通路及基于微电脑技术的控制监测电路组成。在血液透析过程中，血液透析机接受操作人员指令，控制和监测透析液通路和血液通路的各种参数，保证整个透析过程安全、持续进行。

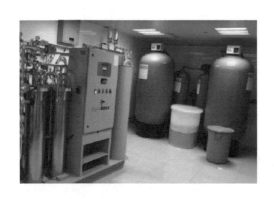

水处理系统

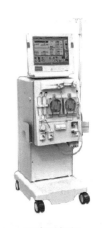

血液透析机

3. 透析器

透析器是血液透析的关键部分，它由透析膜和支撑结构组成。透析膜为半透膜，膜材料为改良的纤维素膜和合成膜，只有小于膜孔径的分子才能通过。根据透析器的超滤系数分为低通量、中通量和高通量透析器。

4. 透析液

透析浓缩液中含有 K^+、Na^+、Ca^{2+}、Mg^{2+}、Cl^-、HCO_3^- 和醋酸。因 HCO_3^- 与 Ca^{2+}、Mg^{2+} 易形成沉淀，故将 HCO_3^- 分开，以浓缩碳酸氢钠的强碱液形式单独制备和储存，称为 B 液；其余成分合在一起为强酸性浓缩液，称为 A 液。血液透析时，A 液和 B 液与反渗水按比例稀释后得到透析液。

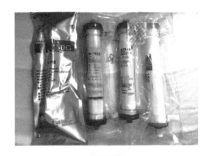
透析器

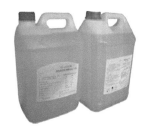
透析液

终末期肾病患者何时开始血液透析？

（1）GFR < 15 mL/（min · 1.73 m^2），且出现以下症状之一者：① 不能缓解的乏力、恶心、呕吐、瘙痒等尿毒症症状或营养不良；② 难以纠正的高钾血症；③ 难以控制的进展性代谢性酸中毒；④ 难以控制的水钠潴留和高血压，合并充血性心力衰竭或急性肺水肿；⑤ 尿毒症性心包炎；⑥ 尿毒症性脑病和进展性神经病变；⑦ 医师认为其他需要血液透析的病因。

（2）高风险患者（合并糖尿病）应适当提早开始透析治疗。

（3）无论临床症状如何，患者 GFR < 6 mL/（min · 1.73 m^2）应开始透析治疗。

血液透析治疗前患者要做哪些准备？

（1）思想准备：改变生活方式，纠正不良习惯，包括戒烟、戒酒及饮食调控。增强对透析知识的了解，消除对透析的顾虑。

（2）通路准备：当 GFR < 30 mL/（min·1.73 m^2）时应保护好上肢血管，为以后建立血管通路创造好的血管条件。当 GFR < 25 mL/（min·1.73 m^2），并预期 3~6 个月内需要进行血液透析治疗时，应实施自体动静脉内瘘成形术。

（3）密切随访：当 GFR < 15 mL/（min·1.73 m^2）时，应每 2~4 周前往慢性肾脏病门诊随访，评估症状、体征、血常规、血生化等指标，以决定透析时机。

血液透析充分性评估标准有哪些？

（1）自我感觉良好。

（2）透析并发症较少，程度较轻。

（3）透析间期体重增长不超过干体重 5%，透析前血压 < 160/90 mmHg 且 > 120/70 mmHg。

（4）血电解质和酸碱平衡指标基本维持于正常范围内。

（5）营养状况良好。

（6）单次血液透析尿素下降率（URR）达到 65%，单次尿素清除指数（spKt/V）达到 1.2。

血液透析前为什么一定要有血管通路？血管通路种类有哪些？

血液透析需要通过血管通路将患者血液从体内引出后引入透析机，进行毒素、水分的清除，清除后的血液再回到体内。没有血管通路就无法做血液透析，所以说血管通路是患者的"生命线"。血管通路分为三种：自体动静脉内瘘、移植物内瘘和中心静脉导管。

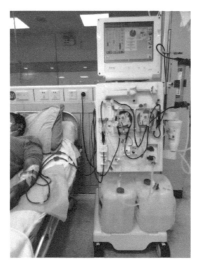

血液透析治疗中

什么是动静脉内瘘？

　　动静脉内瘘是指将邻近的动脉、静脉血管通过外科吻合手术建立的血流通道。通过这个通道，动脉血流至静脉内，静脉由于血流增加，压力增高，静脉血管扩张，形成动脉化的血管。

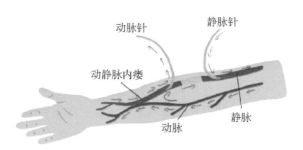

右上肢动静脉内瘘

为什么要建立动静脉内瘘？

　　建立动静脉内瘘主要有 2 点原因：① 浅静脉不够粗，管壁不够厚，血流速度慢，不能满足血液透析治疗对血流量的要求；② 动脉位置深，穿刺难度大，不易反复使用。

什么时候建立动静脉内瘘比较合适?

自体动静脉内瘘（AVF）成熟至少需要 1 个月，术后 3 个月若仍然成熟不良，则须再次手术。为避免中心静脉置管，建议在预期开始接受维持性血液透析治疗前 6 个月建立 AVF。移植血管动静脉内瘘（AVG）术后肢体肿胀消退和人造血管与周围组织牢固黏附所需时间约为 3 周，建议需要选择 AVG 的患者在透析前 3~6 周建立 AVG。对于即穿型人工血管，可推迟至需要接受透析治疗前的数小时至数天。对于尿毒症症状明显，保守治疗难以控制病情的患者，应尽早实施 AVF 或 AVG 手术。

建立动静脉内瘘前要做哪些准备?

1. 保护血管

慢性肾脏病患者应从确诊慢性肾脏病 3 期开始即进行上肢血管保护：① 做好保护上肢血管的警示标识；② 尽量避免或减少腕部以上血管穿刺，如动静脉采血、静脉留置针、外周中心静脉导管（PICC）等，防止血栓发生，需要静脉穿刺者可选择手背静脉穿刺；③ 对血管条件差的患者可提前进行束臂握球锻炼；④ 上肢皮肤若有病变，如感染，应尽早治疗。

2. 血管评估

建立动静脉内瘘前，需要进行血管超声检查，评估动静脉内径、血管壁病变情况等。动静脉内径纤细或血管管壁有严重钙化、斑块、血栓等均会影响内瘘成熟，必要时须进行血管造影检查。一般建议 AVF 手术的最小动脉内径 ≥1.5 mm，静脉充盈后内径 ≥2.0 mm（束臂后）。血管内径纤细的患者在术前可进行束臂锻炼（可用止血带或血压计袖带充气加压绑扎上臂，或用对侧手紧握预手术侧上臂后进行握力球锻炼），也可使用远红外线（菲热康普仪）照射等物理疗法。术前充分的血管准备可提高术后内瘘成功率。

3. 心脏系统评估

左室射血分数（LVEF）<30% 的患者暂不建议行内瘘成形术。经

过治疗仍不能达标者，可考虑深静脉置管血管通路。

如何选择动静脉内瘘类型和位置？

选择动静脉内瘘的位置时，原则上先上肢后下肢，先远心端后近心端，先非惯用侧后惯用侧。内瘘类型首选 AVF，其次 AVG。AVF 选择顺序是腕部 AVF—前臂转位内瘘—肘部 AVF。AVG 选择顺序是前臂 U 型袢 AVG—前臂直形袢 AVG—上臂 AVG。

动静脉内瘘术后如何进行功能锻炼？

（1）第一阶段：手指运动，开始锻炼时间为术后 24 小时，五指依次伸直活动，每组 5 次，每天 5 组，每天不少于 500 次。指关节活动可促进指端血液循环，预防指端肿胀和疼痛。

（2）第二阶段：腕部运动，开始锻炼时间为术后 3 天，动作包括上抬、下屈、前屈、后屈、旋转手腕，每组 5 次，每天 5 组，每天不少于 500 次。腕部运动可促进腕关节活动，预防腕关节僵硬。

（3）第三阶段：握拳运动，开始锻炼时间为术后 2 周（拆线后），握拳或握橡胶圈、健身球运动，根据自身的最大握力，紧握保持 5 秒，伴随肘部运动，每组 15 ~ 20 分钟（150 ~ 200 次），每天 3 组，每天不少于 500 次。握拳运动可促进血管扩张。

（4）第四阶段：加压握拳或握橡胶圈、健身球运动，开始锻炼时间为术后 1 个月（拆线后 2 周）及内瘘使用后的日常维护。为进一步促进血管扩张，可以在第三阶段运动的基础上，在肘部以上用另一只手以最大握力加压束臂，伴随肘部运动，每组 10 ~ 15 分钟（150 ~ 200 次），每天 3 组，每天不少于 500 次，促进内瘘成熟。

值得注意的是，对于一些肌力缺乏、无法自主运动的患者，在家属的帮助下采取卧位、坐位、立位，同样可以被动地完成上述运动。

什么是内瘘成熟？

静脉血管壁相对比较薄，血流量不能够满足血液透析要求。动静脉内瘘是将静脉和动脉血管连通在一起，使动脉血流到静脉血管里面，增加静脉的血流量。内瘘成熟就是静脉血管扩张和血流量增加的过程，一般至少需 4 周，最好等待 8 ~ 12 周后再开始穿刺。

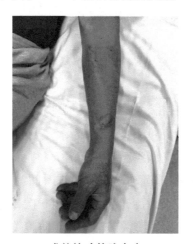

成熟的动静脉内瘘

什么是中心静脉导管？

中心静脉导管是将血液透析导管插入中心静脉，插管部位有颈内静脉、锁骨下静脉和股静脉。

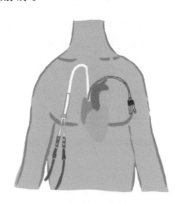

中心静脉导管

内瘘和中心静脉导管哪个更好？

医生会根据患者的血管条件、心功能、合并症等选择血管通路的类型，内瘘并发症相对少，能够满足血液透析高流量的要求，是优先选择的血管通路。

选择中心静脉导管的患者日常活动有哪些注意事项？

① 养成良好的个人卫生习惯，保持置管处敷料清洁干燥；② 活动和睡眠时避免压迫导管，以防血栓形成和血管壁损伤；③ 最好穿宽松的前扣式上衣，避免套头式衣服，以免拉扯导管造成松脱或把导管拉出引起出血；④ 管口皮肤有瘙痒时禁忌手抓，以防感染；⑤ 如非特殊情况，血液透析导管不宜另做他用，如抽血、输液等，以防感染和堵塞。

什么是中心静脉导管感染？

导管感染分为导管出口部感染、隧道感染和血液扩散性感染。导管出口局部感染时，导管出口周围皮肤或隧道表面皮肤呈红、肿、热、痛的症状，有脓性分泌物溢出。隧道感染时，出现皮下隧道肿胀，导管出口处可见脓性分泌物。血液扩散性感染患者出现畏寒、发热等症状。

什么是扣眼穿刺？

护士每次固定在相同的穿刺点以相同的穿刺角度和相同的穿刺深度进行穿刺，形成皮下隧道，成为"扣眼"。扣眼形成后，穿刺点每次均在扣眼内。

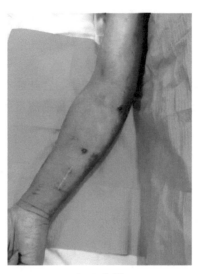

扣眼穿刺

什么是绳梯穿刺?

护士每次穿刺沿着内瘘血管有计划地往上或者往下按顺序更换穿刺点,周而复始,循环进行,称为绳梯穿刺。

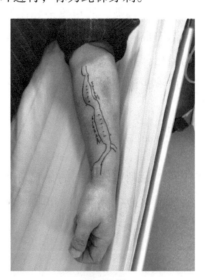

绳梯穿刺

内瘘堵塞有哪些表现？

内瘘血管处疼痛，吻合口搏动、震颤及血管杂音减弱或者消失，抽出暗红色血液，透析时血流量不足。

为什么要定期对内瘘进行超声检查？

内瘘相关并发症包括血栓、瘤样扩张及血管狭窄等，定期进行超声检查，评估血管有无狭窄、血栓及血流量变化，有利于早期发现并发症，早期治疗。

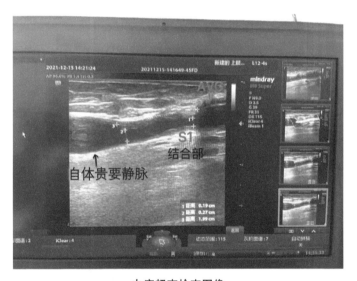

内瘘超声检查图像

内瘘出血了该怎么办？

立即使用纱布、棉球或者干净毛巾等按压出血部位，注意避免用力过大或者时间过长，导致血栓形成。压迫时，注意观察内瘘震颤情况，如震颤减弱或者消失，应立即调整压迫深度并持续观察。出血若长时间不能停止，应立即到医院急诊就诊。

透析患者能喝中药吗？

很多中药材属于植物类，而植物均含有钾离子，熬煮出来的中药汤所含的钾离子很高，服用中药的病患要及时监测钾离子。高血钾会造成心律失常，严重时会影响生命安全，因此喝中药要慎重。

以后我都要依赖血液透析生活了吗？

肾脏在功能衰竭后不能清除毒素和多余的水分，需要依靠透析或者肾移植来治疗，因此目前肾衰竭患者除非肾移植成功，否则就需要维持性透析来维持生命和改善生活质量。

血液透析治疗是替代部分肾脏功能的，可以帮助清除体内的毒素和多余的水分，缓解一些不适症状。每次透析治疗需要 3～4 小时，可以让患者的身心放松一下，补个觉的时间治疗已经过半了。

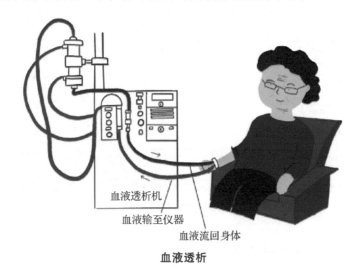

血液透析机
血液输至仪器
血液流回身体

血液透析

透析能少做几次吗？一周做一次行不行？

每周透析的次数是根据肾脏功能情况来确定的，不能随意减少透析频次，否则容易引起毒素和水分蓄积过多而造成各种不适或并发症，也会对透析日的治疗造成一定的影响。

自从开始透析了，我看上去老了很多，皮肤都皱了，脸上长了很多斑都没脸见人了，怎么办？

透析只是清除体内的毒素和多余的水分，已经开始透析也不能完全不注意自己的形象，需要像以前一样注意保养，同时注意保证营养均衡、充分透析、及时调整理想体重及透析方案等。

现在吃东西都要控制量，我只想一个人在家待着，哪都不想去。亲戚朋友聚会我都不能去，也不想去了，怎么办？

生病不是你的错，没有人会因为你生病而指责你，毕竟谁都不想生病。但既然生病已成为事实，我们需要学会去接受事实，适应这种状况，改善这种状态。不能禁锢自己的内心，需要通过倾诉，适当参与集体活动等方式将自己的不良情绪适当地发泄出来，不要给自己套上枷锁。

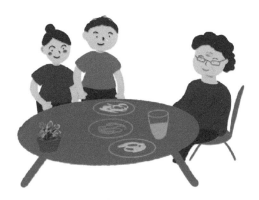

相亲相爱一家人

> 现在家里人什么都不要我干，我也帮不上忙了，实在是拖累他们了！

很多患者存在这样自责的心理，但作为家人，他们更希望看到你过得舒心、开心。可以适当做一些轻体力的家务，减轻家人负担的同时找到自己的价值。

> 家里人都有事情要忙，子女也要上班，没人可以接送自己，一个人来来去去有时候还不舒服，半路上也没个人可以帮帮忙！

凡事不要硬扛，量力而为。身体出现不舒服，如果还在医院，可以求助医务人员；如果发生在路上，可以寻求路人的帮助，身上备着透析治疗备注卡，写好自己是病人，有哪些疾病，自己的姓名，家人的电话，等等。

❤ **紧急联系卡**

持卡人：＿＿＿＿＿＿ 性别：＿＿＿＿＿ 血型：＿＿＿＿＿
出生年月：＿＿＿＿＿＿＿＿＿＿＿
住址：＿＿＿＿＿＿＿＿＿＿＿＿＿＿
病史：＿＿＿＿＿＿＿＿＿＿＿＿＿＿
紧急联系人1：＿＿＿＿＿＿ 电话：＿＿＿＿＿＿
紧急联系人2：＿＿＿＿＿＿ 电话：＿＿＿＿＿＿

紧急联系卡

> 天天浑身痒得要死，睡眠也不好，这个日子真是难过，怎么办呢？

透析只是替代部分肾脏功能，随着透析时间的延长，各种并发症也会相继出现。瘙痒可能与毒素清除不充分及皮肤干燥等有关，针对不同的病因积极配合治疗，调整心态，过好当下的每一天，不要忧思过多，过大的心理负担反而不利于疾病的恢复。出现不适症状及时就医，对症处理，以减轻痛苦。

手臂上的内瘘鼓起来难看得要死，现在再怎么热的天也只好穿着长袖！

内瘘是透析患者的"生命线"，需要予以重视、保护。如果实在影响形象，可以采取相关措施进行改善。

肾移植前需要做哪些准备？

肾移植不仅要考虑最佳治疗时机，还要考虑供体配型问题等。移植前透析时间延长可能会加重慢性疾病和引发多种并发症，特别是居透析患者死亡原因之首的心脑血管并发症，以及增加丙肝病毒感染概率，因此应尽可能缩短移植前透析时间。对终末期肾病患者进行一体化治疗，通过个体化管理延缓疾病进展，同时及时治疗或预防贫血、高血压、酸中毒、电解质紊乱、营养不良和骨骼营养障碍等并发症，提高肾移植成功率、移植和透析的长期成活率。

肾移植是治疗尿毒症的最佳方式吗？

以目前的医疗水平，无论是血液透析还是腹膜透析都只能起到清除部分毒素（小分子和部分中大分子）和水分的功能，不能完全替代健康肾脏的生理功能（如内分泌功能），中大分子毒素会蓄积在体内，导致心血管疾病、营养不良、骨病、神经病变等慢性并发症大大增加，极大影响患者的生活质量和长期存活率。

因此，肾移植是最佳的肾脏替代治疗方式，可帮助患者恢复肾脏功能，像正常人一样工作、生活，回归社会，明显提高生活质量。但肾移植受到肾源紧缺的限制，大部分终末期肾病患者需要先接受一段时间的血液透析或腹膜透析来等待合适的肾源，或者一些重症尿毒症患者要先通过透析来改善身体状况，以便其能够耐受肾移植手术。

终末期肾病患者的最佳肾移植时机是哪个阶段？

随着长期血液透析或腹膜透析的进行，患者的全身营养状况、血管条件、心血管功能等方面都会受到影响，透析时间越长，慢性疾病越严重，发生的并发症越多，丙肝病毒感染概率越大，肾移植术后并发症的风险也就越大。因此，只要全身身体状况允许，确诊尿毒症后越早接受肾移植对患者越好，但是由于肾源紧缺和高昂的治疗费用，除了活体肾移植外，患者往往需要排队等待 3~5 年才能进行肾移植。

有肾移植需求的患者需要了解哪些内容？

首先，患者在肾移植术前应处于一种相对"健康"的稳定状态，不伴有感染、肿瘤、结核、活动性肝炎等疾病。其次，为了确定患者目前的状态是不是适合接受肾移植，在接受肾移植手术前，应对患者进行全面细致的评估，包括原发病种类、年龄、各器官系统的健康状况，是否有潜在感染、肿瘤，等等。其中，原发病种类对术后免疫抑制剂的选择会有一定的影响，如肾小球肾炎或糖尿病肾病患者的免疫治疗方案不同。

一旦患者适合移植，应为每位受者找到最适合他们的供肾，让肾移植术后急性排斥反应等并发症的发生率尽可能降低。因为自身免疫系统会对外来的肾脏进行识别并产生排斥反应，这会影响移植肾的功能，甚至会导致移植肾功能的丧失，所以绝大多数肾移植患者需要终身服用免疫抑制剂来维持移植肾的正常功能。

移植肾的来源有哪些？

（1）活体供肾：主要包括有血缘关系的亲属肾（如父母、兄弟姐妹、子女供肾，他们与接受肾移植的患者在组织配型方面可能有更多的相同点或者相似点，移植肾缺血时间很短，总体来说远期的存活率最佳）、无血缘关系的活体供肾、供肾交换。

（2）尸体供肾：主要包括心脏死亡器官捐献、脑死亡器官捐献来源的肾脏。

亲属活体供肾有什么优势？

亲属活体供肾作为家庭内自救的一种方式，能部分解决肾源严重不足的问题，它是指患者亲属自愿将其一个肾脏移植给亲属受者。通常供者与受者间具有血缘关系（如父母与子女、兄弟姐妹之间），也可以在无血缘关系的人之间（如夫妻之间）。

其优势还在于：亲属之间人类白细胞抗原（HLA）配型接近，移植肾的相容性更好，可降低排斥反应的发生率，可减少移植后免疫抑制剂用量，出现并发症的机会也较少。在术前须对供者进行全面检查，了解供者各方面的健康情况，然后根据患者的需要及身体情况合理安排手术时间，供受者同时手术可缩短供肾的缺血时间，移植肾的存活效果好。国内外有大量研究显示，活体供肾移植的移植肾长期存活率明显高于尸体供肾移植。

移植一个肾脏能满足生理需要吗？

由于肾脏极为强大的储备功能，移植一个肾足以维持机体正常运转。其实，有极少数人先天就只有一个肾脏，有一些人因为肿瘤、外伤等切除了一个肾脏，仍能维持肾功能的稳定。

如何进行肾移植手术？

简单来说就是将来自供者的肾脏（移植肾）通过手术植入尿毒症患者体内，一般是下腹部髂窝的位置，将移植肾的动脉和受者的髂内或髂外动脉相吻合，将移植肾的静脉和受者的髂外静脉相吻合，移植肾的输尿管和受者的膀胱或者输尿管相吻合，代替病变的肾脏发挥功能。在大多数情况下，无须切除患者自身病变的肾脏。

肾移植后多久可以像正常人一样生活?

由于移植肾在机体内正常发挥其功能,可以将肌酐、尿素氮等代谢产物经尿液排出体外,大部分接受肾移植的患者在术后 1 周内其血肌酐水平就可以恢复,可以完全脱离血液透析或腹膜透析,待身体恢复后,就可以像正常人一样生活。

但也有部分患者存在移植肾功能恢复延迟的情况,这部分患者往往需要继续进行血液透析或腹膜透析,直到移植肾能正常发挥功能。

为什么会发生移植肾功能恢复延迟?

很多顺利实施手术的患者会发生移植肾功能恢复延迟,这是指植入体内的肾脏短期内尚没有发挥功能,需要一定时间恢复的情况。这种情况一般是由移植肾的有效功能容量与受者的日常生理需求暂时不匹配而引起的,集中表现为术后少尿及无尿,或者是初期尿量多而后尿量骤然减少,可伴有血肌酐的升高。移植肾功能恢复延迟短则持续数天,长则持续数月。

移植肾功能恢复延迟严重吗?

移植肾功能恢复延迟是肾移植术后常见的并发症,临床医生及患者家属须予以重视,密切配合,共助患者渡过难关。如果移植肾功能恢复延迟处理得当,移植肾功能是不会受太大影响的。如果肾功能始终未能恢复,对于其病因的诊断,"金标准"是经皮移植肾穿刺活组织病理检查。另外,当患者出现术后尿量不增,血肌酐不降的情况时,须予以重视,术后及时行影像学检查。例如,彩色多普勒超声检查可见移植肾肿胀、肾皮质髓质界面模糊和阻力指数增高。CT 及 MRI 也有一定的诊断意义。

发生移植肾功能恢复延迟该如何处理？

（1）透析治疗：此时患者尚不具备完善的肾脏功能，须行透析治疗。每日关注 24 小时出入水量，维持水、电解质及酸碱平衡，清除体内炎性介质，促进移植肾功能恢复。

（2）调整免疫抑制剂：调整免疫抑制剂是移植肾功能恢复延迟治疗的关键。移植肾功能恢复延迟发生后使用抗淋巴细胞免疫球蛋白对移植肾功能恢复延迟本身并无治疗作用，但可降低急性排斥反应的负面影响。环孢素对急性肾小管坏死的恢复具有不良影响，可酌情减量或改为他克莫司。

（3）预防感染及支持治疗：此时患者尿毒症状态未纠正，同时患者一般已经开始服用免疫抑制剂，对病原体抵抗力不足，感染机会增加，须预防感染，每天密切关注患者体温状况，关注血生化指标，减少陪护及看望的亲属人数。

肾源为什么紧缺？

由于不健康的生活方式、环境污染等，慢性肾脏病发病率逐年增加，终末期肾病患者对肾移植需求大大提升，但是供体器官紧缺是全球性的难题，我国的情况更是不容乐观。目前中国每年等待肾移植的患者有上百万人次，而每年能接受肾移植的患者仅有 5 000 例左右。因此，大多数患者只能在漫长的透析中继续等待，其间部分患者可能由于发生了并发症而失去肾移植的机会，甚至丧失生命。

供肾是否影响身体健康？

由于肾脏的储备代偿功能很强，即使肾功能有所减退，其排泄代谢物和调节水、电解质平衡的能力仍可满足生理需要。只有肾单位减少达到 60% 以上时，才会出现肾功能失代偿的临床症状。从生理学上看，健康人捐献出一侧肾脏相当于减少约 50% 的肾单位，仍有 10% 以上的肾单位储备和应急能力。因此，一个功能正常的肾脏足以满足人体的正常生理需要。对于健康人来说，捐出一个肾脏不会影响以后的生活。同时，为确保亲属供肾者的健康和安全，在供肾术前，医院会对供者进行全面的检查评估，排查其可能存在的疾病。评估内容包括肾脏的大小、血供、分肾功能、与周围脏器的关系，以及心脏、肝脏、肺脏等全身其他脏器能否耐受手术。并且，医务人员会严格评估和筛选，采取适当的手术方式，确保手术安全。

谁可以为终末期肾病患者提供肾脏呢？

原则上，亲属中排除禁忌证且自愿献肾者，均可作为适宜的供者。禁忌证包括：① 年龄 <18 岁或 >65 岁；② 存在严重疾病史，如心肌梗死、恶性肿瘤、慢性肝炎等；③ 血型不同或组织配型不合；④ 肾功能减退（包括有蛋白尿、病理性血尿症状或有遗传性肾炎、多囊肾家族史者）；⑤ 糖尿病；⑥ 血栓或其他栓塞病史；⑦ 肥胖（ >30% 标准体重）；⑧ 感染性疾病未被控制。

供肾者需要进行哪些术前检查？

（1）确定供体的血型，与受体的血型须符合输血原则。

（2）进行常规检查，如血常规、尿常规、肝肾功能、传染病指标、肝胆脾胰双肾输尿管 B 超检查、心肺功能检查等，以便了解全身健康情况。

（3）进行器官配型检查，包括淋巴毒性试验、群体反应性抗体（PRA）、HLA 配型试验。

（4）进行"肾图"检查（了解双肾 GFR），双肾 CT 平扫及双肾血管成像（了解肾脏血管有无变异），做手术前的最后准备。

供肾者可能存在哪些风险？

任何手术都是存在风险的。供肾切除相关的手术风险相对较小，严格的术前评估、丰富的手术经验、细致的术后护理可以有效减少手术风险。一旦发生并发症，应及时予以处理。供肾手术最可能出现的并发症是术后切口、泌尿系统或肺部感染等，不过这些基本在短期内可以恢复。最为严重的手术并发症是术中出血，可能需要紧急输血抢救，发生的概率<2%。通常医疗组有经验能及时处理并发症和救治供肾者。供肾者因手术而死亡极为罕见，早期国外报道其发生率约0.03%，死亡原因主要是肺栓塞、心脏病发作等，国内相关的死亡报道更为少见。

供肾者术后有哪些注意事项？

供肾者术后1个月内以休息为主，不要过于劳累，适当进行散步活动，尽量少提重物，逐渐过渡到正常活动量，同时保持心情愉快。饮食应清淡、新鲜、均衡，忌油腻，限制高胆固醇食物的摄入。建议多吃绿叶蔬菜，避免食用胃肠道刺激性食物如咖啡、茶等，要戒烟、戒酒。术后1个月、3个月、1年定期随访，注意复查血压、肾功能、尿常规等。日常须注意：① 如需使用抗生素，必须选择肾毒性低的药物；② 慎用造影剂检查；③ 避免使用非甾体类解热镇痛药物。

肾移植手术前需要"配"什么呢？

契合的配型不仅能降低肾移植术后并发症的发生率，而且能延长移植肾和肾移植受者的生存率。那么，肾移植手术前需要"配"什么呢？

1. 血型

在国内，血型被认为是肾移植匹配过程中最重要的指标，必须严格限制。肾移植的血型配型原则依据输血原则，即A型受者接受A型和O型的供者，B型受者接受B型和O型的供者，O型受者只能接受O型的供者，AB型受者可接受A型、B型、AB型和O型供者。受国内医疗环境的影响，血型配型被严格限制，但近年来由于国外血型不相容肾移植越来越成熟，国内少部分单位已经开始了血型不相容供受者进行肾移植的尝试，并取得了可喜的成果。

2. PRA

PRA全称是panel reactive antibody，即群体反应性抗体。PRA一般

指受者体内存在的抗 HLA 抗体，主要用于评估肾移植受者的免疫状态和致敏程度。一般致敏程度分为：PRA < 10% 为无致敏，11% ≤ PRA ≤ 50% 为中度致敏，PRA > 50% 为高度致敏。移植肾的存活率随着致敏程度的增高而降低，PRA > 80% 被认为是肾移植禁忌证。

3. HLA

HLA 全称是 human leukocyte antigen，即人类白细胞抗原。HLA 配型时主要匹配 3 个位点，分别为 HLA-A、HLA-B 和 HLA-DR，由于每个人分别从父母处各获得一套染色体，所以共 6 个位点。HLA 是决定移植肾排斥反应风险的重要因素，一般肾移植供受者 6 个位点匹配得越多，移植效果越好，发生移植肾排斥的风险越低，但就算 6 个位点完全不匹配也可以做肾移植手术。在公民死亡后器官捐献（DCD）的肾移植中，由于准备时间有限，为了减少移植肾的冷缺血时间，很难等到 HLA 配型结果出来后再进行肾移植，很多时候 HLA 配型结果是在肾移植手术后才出来的。

4. 淋巴毒性试验

淋巴毒性试验是将供者的淋巴细胞（抗原）加到受者的血清（抗体）中检测供者淋巴细胞死亡数量比例的试验，一般 < 10% 为阴性，> 15% 为阳性。淋巴毒性试验是肾移植前的最后免疫学筛选步骤，即使 PRA 阴性者也不能省略该试验。原则上应尽量选择数值最低者进行手术。

肾移植术后为什么需要长期用药？

肾移植术后常见的并发症之一是排异反应。这是由于人体的免疫系统将移植肾视为细菌、病毒而进行攻击，这对移植肾来说是具有破坏性的。当肾移植受者发生排异反应时，临床上常表现为尿量减少、水肿、发热、移植肾区胀痛不适、血肌酐水平升高、蛋白尿等，甚至会出现移植肾彻底失去功能，患者需要重新开始进行血液透析或腹膜透析治疗。所以说肾移植并不是一劳永逸的，肾移植受者需要时刻关注排异反应的发生。为了减少发生排异反应的可能性，使移植肾能够更长时间地发挥作用，需要常规长期应用免疫抑制剂来抑制受者的免疫反应，这一措施显著提高了移植肾的长期存活率。

肾移植术后如何预防和治疗感染？

肾移植患者需要服用免疫抑制剂，使得肾移植受者的免疫系统受到抑制，因此感染十分常见，也是移植患者死亡的重要原因。许多导致感染的病原菌在正常人群罕见，多发生于免疫抑制患者，也就是我们所称的机会性病原菌，如巨细胞病毒、卡氏肺孢子虫等。因此，在术后早期（通常为术后1年内），患者需要服用一些药物预防机会性病原菌的感染，如服用更昔洛韦预防巨细胞病毒，服用复方磺胺甲噁唑片（SMZ）预防卡氏肺孢子虫感染等。而当患者真正发生感染时，就需要根据感染部位、病原菌和患者的病情针对性地选择药物治疗了。有时候在发生严重感染时，也会适当调整免疫抑制方案，帮助患者顺利度过急性感染期。同时，患者自身须加强健康管理，可采取的措施包括以下几点：

（1）患者房间内早晚2次紫外线照射，消毒前擦灰擦地，每次消毒半小时。每周擦拭灯管1次（有条件者可使用95%酒精擦拭）。一根灯管累计使用1 000小时需要更换。

（2）在各种传染病流行季节不宜去公共场所，若必须到公共场所时，应戴上口罩，以保护自己。在家不必戴口罩。

（3）注意饮食卫生，避免食用生冷食物。

（4）预防外伤，不要忽视小伤口及皮肤黏膜的损伤，并及时就医。

（5）不要饲养家禽、宠物，以免受到细菌感染。

（6）与生病的亲友保持距离，尽量避免与生病者接触。

（7）避免接受活疫苗预防注射，如卡介苗、麻疹疫苗。狂犬疫苗属于灭活疫苗，可以接种。

（8）预防感冒：保暖，避免受风寒，有汗要擦干并换衣。

（9）预防泌尿系统感染：多饮水；不憋尿，勤排尿；注意个人卫生；勤换内裤。

（10）应充分休息，勿过度劳累。

肾移植术后服药有哪些注意事项？

（1）严格遵医嘱用药，服用抗排异药物时间应固定，肾移植患者一般间隔 12 小时服药，不能漏服或重服。

（2）测定抗排异药物的血药浓度，采血时间一般为早晨未服抗排异药物时，此时药物在体内浓度最低（谷浓度），临床医生一般以谷浓度来判断药物是否在有效浓度范围之内，并根据它来调整药物剂量。

（3）随着肾移植术后时间的推移，抗排异药物有效血浓度范围也相应不同，医生会根据临时情况及时调整剂量，患者不能擅自加药或减药。

（4）一些药物，如护肝药物五酯胶囊等，会影响抗排异药物在体内的血药浓度，患者应遵医嘱服药，切勿自行乱服药。

（5）当更换抗排异药物剂型、厂家、甚至批号时，应在更换后 7 天左右监测一次抗排异药物浓度，防止血药浓度过高发生药物毒性反应或过低导致排异现象。

肾移植受者需要控制血压吗？

很多尿毒症患者都有高血压，有些是原发的高血压病，有些是肾功能衰竭之后引起的肾性高血压。在肾移植受者中，一部分在术后血压恢复正常，一部分仍有高血压，甚至还有一部分本来没有高血压，受手术及药物的影响出现高血压。对于这些合并高血压的肾移植受者，要通过饮食、运动及药物控制血压。肾脏病和高血压互为因果，后者会促进肾脏病的发展，而肾功能的损伤也会造成血压的升高。对于肾移植受者，需要通过生活方式的干预和药物治疗将血压控制在 130/80 mmHg以下。

哪些症状可能是移植肾排异的迹象？

（1）移植肾区疼痛、刺痛，伸直下肢时有牵引痛、肿胀感。

（2）尿量减少，体重增加。

（3）体温升高。

（4）血压升高。

（5）血肌酐、尿素氮升高。

（6）不明原因出现乏力、腹胀、头痛、食欲减退、关节酸痛、心动过速、情绪不稳、烦躁等。

肾移植术后如何规律复查、随访？

（1）术后 3 个月，每周复查 1 次。

（2）术后 3~6 个月，每半个月复查 1 次。

（3）术后 6~12 个月，每 1 个月复查 1 次。

（4）术后 2~3 年，每 2 个月复查 1 次。

（5）术后 3 年以上，每 2~3 个月复查 1 次。

注意：有排异迹象及调整药物期间或生活中有任何身体不适时，要随时复查。肾移植术后复查内容包括血常规、尿常规、血生化、抗排异药物浓度（一般查服药前浓度，或遵医嘱化验）。

九

50 个您必须了解的慢性肾脏病用药知识

重组人促红细胞生成素（rHuEPO）如何使用？

重组人促红细胞生成素是第一代红细胞生成刺激剂（ESA），主要用于改善肾性贫血，是短效的 ESA，皮下注射和静脉注射的半衰期（血液中药物浓度或体内药物量减少到二分之一所需的时间）分别为 19.4 小时和 6.8 小时。

重组人促红细胞生成素的剂量：每周用量 50～150 U/kg，分 1～3 次给药。

用药方式：未透析的慢性肾脏病患者建议采用皮下注射给药；规律血液透析患者建议采用静脉或皮下注射给药；规律腹膜透析患者建议采用皮下注射给药，特殊情况下也可以选择静脉给药。

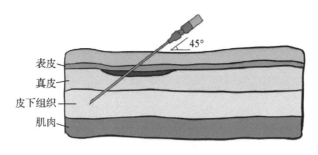

表皮
真皮
皮下组织
肌肉
45°

皮下注射给药

如何根据治疗效果来调整重组人促红细胞生成素用量？

重组人促红细胞生成素用量调整取决于初始治疗期间血红蛋白的上升速率及维持治疗期间血红蛋白的稳定性。建议初始治疗时，血红蛋白增长速度控制在每月 10～20 g/L。若每月血红蛋白增长速度 >20 g/L，应减少剂量的 25%～50%；若每月血红蛋白增长速度 <10 g/L，应将剂量每次增加 20 U/kg，每周 3 次，或调整剂量为每次 10 000 U，每 2 周 3 次。当血红蛋白达到 115 g/L 时，应将剂量减少 25%；当血红蛋白升高且接近 130 g/L 时，应暂停重组人促红细胞生成素治疗，并监测血红蛋白变化。当血红蛋白开始下降时，应将剂量降低约 25% 后重新给药。当血红蛋白达到目标值 100～120 g/L 时，推荐减少重组人促红细胞生成素的剂量而非停用。

使用重组人促红细胞生成素主要有哪些不良反应？

（1）高血压：20%～30% 接受 ESA 治疗的患者发生高血压或高血压加重，主要原因是 ESA 治疗后增加的红细胞容积导致外周血管阻力增加。一旦发生高血压或高血压加重，可给予降压药物治疗，一般不需要停用重组人促红细胞生成素，但发生难治性高血压时，需要将重组人促红细胞生成素减量或停用。

（2）血栓形成：ESA 治疗后红细胞生成增多，血液黏度增加，血栓形成风险增加。

（3）纯红细胞再生障碍性贫血（PRCA）：一种罕见但严重的并发症，发生率为每年（0.02～0.03）/10 000，最快在 ESA 治疗 3 周后发生，通常发生在治疗 6～8 个月后。长期使用 ESA 的患者可产生抗促红细胞生成素的抗体，严重抑制红细胞生成，进而导致 PRCA。临床主要表现为血红蛋白以每周 5～10 g/L 的速度快速下降，或需要每 1～2 周输注红细胞以维持血红蛋白水平；网织红细胞绝对计数 $< 10 \times 10^9$/L，且血小板和白细胞计数在正常范围；骨髓活检可见红系增生显著低下或完全缺失，血清学检测存在抗促红细胞生成素抗体。

重组人促红细胞生成素使用时有哪些注意事项？

既往合并脑卒中的患者慎用，因为 ESA 治疗可能会增加脑卒中的风险。有恶性肿瘤病史或活动性肿瘤的慢性肾脏病患者应以最小的 ESA 剂量进行治疗以控制症状，同时血红蛋白治疗目标不能超过 100 g/L。促红细胞生成素与肿瘤细胞的促红细胞生成素受体结合，可促进肿瘤细胞增殖，降低其凋亡率。美国临床肿瘤学会和美国血液学会的联合指南建议，对于可治愈的恶性肿瘤患者及预期化疗后可获得中长期生存的恶性肿瘤患者，使用 ESA 带来的风险可能超过获益，因此建议在接受治愈性治疗的恶性肿瘤患者中应谨慎使用 ESA 治疗；对于化疗所致血红蛋白 <100 g/L 的患者，化疗期间使用 ESA 治疗，化疗结束后 1 个月内停止使用，并降低血红蛋白目标值。英国药品和保健产品监管机构则不建议将 ESA 给予没有适应证的肿瘤患者，并提出需要严密监测，确保使用最低剂量的 ESA，以达到改善贫血症状和控制贫血的目的。

口服铁剂有哪几类？各自有何优缺点？

常见口服铁剂的种类见表9-1。

表 9-1　常见口服铁剂的种类

种类	药品名称	规格	铁元素含量
第一代铁剂（无机铁盐）	硫酸亚铁片	300 mg	60 mg
	硫酸亚铁缓释片	450 mg	90 mg
第二代铁剂（小分子有机酸铁盐）	乳酸亚铁片	100 mg	19.5 mg
	乳酸亚铁胶囊	150 mg	约28.5 mg
	葡萄糖酸亚铁片	300 mg	36 mg
	葡萄糖酸亚铁糖浆	300 mg：10 mL	36 mg
	琥珀酸亚铁片	100 mg	35 mg
	琥珀酸亚铁颗粒	100 mg	35 mg
	琥珀酸亚铁缓释片	200 mg	70 mg
	富马酸亚铁片	200 mg	66 mg

续表

种类	药品名称	规格	铁元素含量
第二代铁剂 （小分子有机酸铁盐）	富马酸亚铁颗粒	100 mg	33 mg
	富马酸亚铁混悬液	140 mg：10 mL	46 mg
第三代铁剂 （多糖铁复合物）	多糖铁复合物胶囊	以元素铁计算	150 mg

注：以上药品因生产厂家不同，规格可能有所差异，实际以说明书为准。

不同种类铁剂的优缺点见表9-2。

表9-2　不同种类铁剂的优缺点

种类	优缺点
第一代铁剂 （无机铁盐）	优点： 硫酸亚铁中的铁以 Fe^{2+} 的形式存在，比元素铁和 Fe^{3+} 更容易吸收 缺点： （1）无机铁服用后在胃部快速解离，存在严重的胃肠刺激，可能产生恶心、呕吐、腹痛、便秘等症状 （2）过量的游离铁进入体内容易催化自由基反应，损伤DNA、蛋白质等生物大分子
第二代铁剂 （小分子有机酸铁盐）	优点： （1）减弱了铁腥味，提高了铁的吸收率和生物利用度 （2）服用后可在胃酸作用下缓慢释放铁离子，避免了高浓度铁离子对消化道的刺激，降低了胃肠道副作用 缺点： 铁吸收仍然受到食物中鞣酸、碳酸盐、纤维素及氧化性物质的影响
第三代铁剂 （多糖铁复合物）	优点： （1）在目前口服铁剂中含铁量最高 （2）每一个多糖铁复合物分子在酸性或碱性溶液中均保持较高的溶解性，以分子的形式在消化道中被吸收且生物利用度较高，避免了普通铁剂常见的游离铁问题，胃肠道副作用很少 缺点： 大多数患者耐受性良好。极少数患者会出现胃肠刺激，如腹痛、腹泻或便秘

注：生物利用度是指药物被吸收进入人体循环的速度与程度。

何时需要补铁?

铁元素是骨髓未成熟红细胞向成熟红细胞分化过程中必需的原料物质,如果缺乏铁元素,即使促红细胞生成素充足,肾性贫血也难以改善。慢性肾脏病透析前患者和腹膜透析患者的血清铁蛋白(SF)<100 μg/L和(或)转铁蛋白饱和度(TSAT)<20%,血液透析患者 SF <200 μg/L和(或)TSAT <20%,存在绝对缺铁,不能满足成熟红细胞生成的需求。因此,存在绝对铁缺乏的慢性肾脏病贫血患者,无论是否接受 ESA治疗,均应开始铁剂治疗。

功能性铁缺乏的患者由于存在铁元素的转运和利用障碍,因此即使给予充足的 ESA 治疗,也不能改善贫血,或者引起对 ESA 治疗的反应不佳。功能性铁缺乏的慢性肾脏病患者铁剂治疗的时机:在未接受 ESA治疗的患者,补充铁剂可以推迟开始 ESA 治疗的时间;对于已开始ESA 治疗的患者,补充铁剂可以提高血红蛋白水平或减少 ESA 的剂量。

口服铁剂的治疗方案是什么?

口服铁剂的剂量为 150 ~ 200 mg/d(以元素铁计算),治疗 1 ~ 3 个月后再次评价铁状态。如果铁代谢指标及血红蛋白没有达到目标值(每周 ESA 100 ~ 150 U/kg 治疗下)或口服铁剂不能耐受者,可改用静脉补铁治疗。透析前的慢性肾脏病患者和腹膜透析患者,首先选择口服途径补铁治疗 1 ~ 3 个月,如不耐受或无效,可转为静脉铁剂治疗;血液透析患者常规选择静脉铁剂治疗,建议青壮年血液透析贫血患者可选择高剂量、低频次静脉铁剂治疗,老年血液透析患者尽量避免高剂量静脉铁剂冲击治疗。

服用铁剂时有哪些注意事项?

(1)口服铁剂应餐后服用,以减轻对胃肠道的刺激,但蛋白琥珀酸铁口服溶液除外,因为其对胃肠道的刺激性小,应在饭前 30 分钟服用。

（2）服用铁剂的同时，最好能同时服用维生素 C。维生素 C 是一种还原剂，能促进铁的吸收，对缺铁性贫血的治疗有一定的辅助作用。

（3）茶叶中含有大量鞣酸，容易与二价铁结合，形成不溶性鞣酸铁，阻碍铁的吸收。牛奶中的磷、钙含量较高，口服铁剂中的铁与磷、钙结合，可生成不溶性的含铁化合物而影响铁的吸收。所以，患者在服用铁剂期间，不宜饮茶和喝牛奶。

（4）避免与降低胃酸的药物同时服用，否则会降低口服铁剂的吸收。降低胃酸的药物包括碳酸氢钠、氢氧化铝等碱性药物，以及抑制胃酸分泌的质子泵抑制剂（奥美拉唑、雷贝拉唑、泮托拉唑、兰索拉唑、艾司奥美拉唑等）和 H_2 受体阻断剂类药物（西咪替丁、雷尼替丁等）。

（5）某些抗菌药物和中成药可以与铁剂发生化学反应，形成难以吸收的复合物而影响疗效。不宜与铁剂合用的抗菌药物包括四环素、喹诺酮类、氯霉素。不宜与铁剂合用的中成药包括含雄黄的中成药，如六神丸、清热解毒丸等；含石膏、明矾、滑石的中成药，如牛黄上清丸、明目上清丸等。

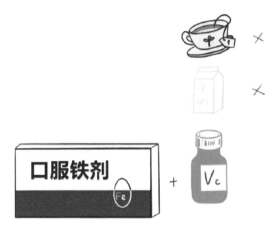

口服铁剂的饮食注意事项

罗沙司他是什么药？使用时机是何时？起始剂量是多少？

罗沙司他是一种改善肾性贫血的新药，它模拟生理性低氧反应，促进内源性促红细胞生成素的产生；可以有效降低铁调素的水平，改善患者的贫血状态，也可以改善铁代谢指标。建议的治疗时机为血红蛋白 <

100 g/L。透析患者的初始治疗剂量为每次 100 mg（体重＜60 kg）或 120 mg（体重≥60 kg），非透析患者的初始治疗剂量为每次 70 mg（体重＜60 kg）或 100 mg（体重≥60 kg），口服给药，每周 3 次。

如何调整罗沙司他维持剂量？

罗沙司他起始治疗阶段每 2 周进行 1 次血红蛋白检测。根据患者当前的血红蛋白水平及过去 4 周内血红蛋白的变化，每 4 周进行 1 次剂量阶梯调整。若患者的血红蛋白在 2 周内增加 ＞20 g/L 且血红蛋白值 ＞90 g/L，则提早降低一个阶梯治疗。剂量阶梯包括 20 mg、40 mg、50 mg、70 mg、100 mg、120 mg、150 mg、200 mg。剂量调整方法见表9-3。

表9-3　罗沙司他剂量调整方法

过去4周内血红蛋白的变化/(g·L⁻¹)	当前血红蛋白水平/(g·L⁻¹)			
	＜105	105～120	120～130	≥130
＜−10	增加	增加	无变化	暂停给药，监测血红蛋白。当血红蛋白 ＜120 g/L 时，降低一个阶梯剂量，恢复给药
−10～10	增加	无变化	降低	
＞10	无变化	降低	降低	

注：过去 4 周内血红蛋白的变化 = 当前血红蛋白的数值 − 4 周前血红蛋白的数值。

罗沙司他和哪些药物合用时须引起注意？

（1）罗沙司他与碳酸司维拉姆或醋酸钙等降磷药物联用可导致罗沙司他的体内浓度明显下降，因此应在服用降磷药物（碳酸镧除外）前后至少间隔 1 小时服用罗沙司他。其他需要与罗沙司他间隔至少 1 小时服用的药物包括口服铁剂、含镁/铝抗酸剂、其他多价阳离子药物和矿物质类药物。

（2）有些药物可能会明显改变罗沙司他的血药浓度，如丙磺舒、吉非罗齐、特立氟胺、丙戊酸、环孢素、氯吡格雷、利福平，对于这些药物应谨慎联用，必要时可考虑调整罗沙司他的剂量，具体调整方案应咨询医生或药师。

（3）罗沙司他与他汀类药物（辛伐他汀、瑞舒伐他汀、阿托伐他汀等）合用可以增加他汀类药物的体内浓度，可能引起肌痛、肌病及横纹肌溶解。建议与罗沙司他合并用药时减少他汀类药物的剂量，并监测他汀类的不良反应。

降磷药物有哪些？

降磷药物（磷结合剂）主要包括含钙磷结合剂、非含钙磷结合剂及含铝磷结合剂。含钙磷结合剂主要包括碳酸钙、醋酸钙等，非含钙磷结合剂主要包括司维拉姆（盐酸司维拉姆及碳酸司维拉姆）、碳酸镧。应避免长期使用含铝磷结合剂，以免发生铝中毒。

慢性肾脏病 G3a—G5D（D 表示透析）期患者应限制含钙磷结合剂的使用，避免发生高钙血症，降低血管钙化风险；低钙高磷状态下可短期应用含钙磷结合剂。慢性肾脏病 5D 期患者伴有高磷血症，血清钙较高时，或同时伴有血管钙化和（或）全段甲状旁腺激素持续降低时，建议选择非含钙磷结合剂进行降磷治疗。

如何正确服用非含钙磷结合剂？

碳酸司维拉姆片及碳酸镧咀嚼片都应与食物同时服用或餐后立即服用。碳酸司维拉姆片应整片吞服，不能咀嚼、掰断或压碎后服用。碳酸镧咀嚼片必须咀嚼后咽下，不能整片吞服，也可以碾碎药片后咀嚼。可根据每餐饮食摄入含磷食物量的不同，调整每餐药物剂量。例如，早餐吃的食物含磷量低，而午餐吃的荤菜和其他食物的含磷量高，那么早餐的那顿药物可以放在午餐时服用，这样可以更有效地发挥药物的作用。具体的服用剂量应根据血磷水平调整（表9-4）。

表9-4　根据血磷水平的降磷药物服用剂量

血磷水平/(mmol · L^{-1})	碳酸司维拉姆片	碳酸镧咀嚼片
1.78 < 血磷 < 2.42	800 mg（1 片），每日 3 次	250 mg，每日 3 次
血磷 ≥ 2.42	1 600 mg（2 片），每日 3 次	500 mg，每日 3 次

碳酸司维拉姆应和哪些药物分开服用？

（1）喹诺酮类药物：碳酸司维拉姆会影响喹诺酮类药物的吸收，因此应至少在服用碳酸司维拉姆前 2 小时或后 6 小时再服用喹诺酮类药物（环丙沙星、左氧氟沙星、莫西沙星等）。

（2）吗替麦考酚酯：碳酸司维拉姆会降低吗替麦考酚酯的血药浓度，因此应至少在服用碳酸司维拉姆前 2 小时服用吗替麦考酚酯。

（3）左旋甲状腺素：碳酸司维拉姆可降低左旋甲状腺素的血清浓度，因此碳酸司维拉姆和左旋甲状腺素片至少间隔 4 小时服用。

碳酸镧咀嚼片应和哪些药物分开服用？

（1）应至少在服用碳酸镧咀嚼片前 2 小时或后 2 小时再服用氨苄西林、ACEI 类降压药（培哚普利、依那普利、赖诺普利等）、抗酸药、氯喹、他汀类降脂药、四环素类抗菌药物。

（2）应至少在服用碳酸镧咀嚼片前 2 小时或后 4 小时再服用喹诺酮类抗菌药物（环丙沙星、左氧氟沙星、莫西沙星等）。

（3）甲状腺素类药物（左旋甲状腺素片）和碳酸镧咀嚼片应间隔至少 4 小时服用。

如何服用含钙磷结合剂？

服用含钙磷结合剂可从小剂量开始，之后逐渐加量，元素钙总量一般不超过 1 500 mg/d，分 2 ~ 3 次口服，直到血磷降至目标水平或出现高钙血症。含钙磷结合剂在餐时服用可结合饮食中的磷且减少游离钙吸收，因此用于降磷治疗时，需要在餐中服用。相反，如果在两餐之间服用含钙磷结合剂，则只能结合肠道分泌的磷，导致更大程度的钙吸收，引起高钙血症。

醋酸钙和碳酸钙有何区别？

醋酸钙中元素钙的含量为 25%，碳酸钙中元素钙的含量为 40%。含 1 000 mg 元素钙的碳酸钙可结合食物中的磷约 110 mg，醋酸钙可结合磷约 170 mg。因此，相比于碳酸钙，醋酸钙有更强的磷酸盐结合能力，减少对钙的吸收。碳酸钙只溶于酸性环境，但是许多慢性肾衰竭患者往往有胃酸缺乏或需要长期服用抑酸药物（如 H_2 受体拮抗剂和质子泵抑制剂），影响碳酸钙效果。醋酸钙则可同时溶于酸性和碱性环境中。

活性维生素 D 及其类似物有哪些？用于治疗什么疾病？

常用的活性维生素 D 及其类似物有以下几种：骨化三醇 $[1, 25 (OH)_2D_3]$、阿法骨化醇 $[25 (OH) D_3]$、帕立骨化醇等。活性维生素 D 及其类似物主要用于治疗慢性肾脏病的并发症，即继发性甲状旁腺功能亢进。

慢性肾脏病 G3a—G5 期未接受透析的成年患者，不建议常规使用活性维生素 D 及其类似物。伴严重、进行性甲状旁腺功能亢进的慢性肾脏病 G4—G5 期患者，可使用活性维生素 D 及其类似物。

慢性肾脏病 G5D 期需要降低甲状旁腺激素的患者，建议使用活性维生素 D 及其类似物、拟钙剂，或使用活性维生素 D 及其类似物联合拟钙剂治疗。

活性维生素 D 及其类似物的用药剂量是多少？

慢性肾脏病 3—5D 期患者使用活性维生素 D 或其类似物，建议从小剂量开始，如骨化三醇 0.25 μg/d、阿法骨化醇 0.25 μg/d、帕立骨化醇 1.0 μg/d，并根据甲状旁腺激素、钙、磷水平调整剂量（增加或减少原剂量的 25% ~ 50%）。慢性肾脏病 5D 期患者，如甲状旁腺激素水平超过目标值或在目标范围内进行性升高，建议使用活性维生素 D 制剂，如骨化三醇 0.25 ~ 0.5 μg/d、阿法骨化醇 0.25 ~ 1.0 μg/d、帕立骨化醇 1.0~2.0 μg/d。如果使用活性维生素 D 并调整剂量后，甲状旁腺激素仍超过目标值，可间断使用较大剂量活性维生素 D 冲击治疗，如骨化三醇每次 2.0~4.0 μg，每周 2~3 次，根据甲状旁腺激素水平调整剂量。间断使用骨化三醇冲击治疗的最大剂量最好不要超过每周 7~8 μg。

补充大剂量活性维生素 D 有什么副作用？

过量补充维生素 D 可能导致尿钙升高，尿钙持续超过 400 mg/d 可能增加肾结石和肾脏钙盐沉着的风险。然而，普通维生素 D 的安全剂量范围很广，常规剂量补充普通维生素 D 一般不增加肾结石和肾钙盐沉着。但是，活性维生素 D 及其类似物导致高尿钙的风险明显高于普通维生素 D，特别是联合补充钙剂时。活性维生素 D 剂量越大，发生高钙血症的风险越高。因此，建议在夜间睡眠前肠道钙负荷最低时服用活性维生素 D。此外，活性维生素 D 应用不当，可使甲状旁腺激素被过度抑制，可能导致动力缺失型骨病的发生。

哪些患者适合服用西那卡塞？

西那卡塞是一种拟钙剂，通过变构激活人类器官组织中的钙敏感受体，从而增加细胞内钙，并能减少甲状旁腺激素的释放。该类药物不会增加肠道对钙、磷的吸收。在使用传统治疗方法（纠正低血钙、控制高血磷和使用活性维生素 D 及其类似物治疗）无法将甲状旁腺激素控制在目标范围时，建议慢性肾脏病 5D 期（透析患者）可选择性使用西那卡塞。需要降甲状旁腺激素治疗的慢性肾脏病 G5D 期患者，建议使用拟钙剂、骨化三醇或维生素 D 类似物，或拟钙剂和骨化三醇或维生素 D 类似物联合治疗。

哪些患者不能服用西那卡塞？

（1）白蛋白校正血清钙 <2.40 mmol/L 的患者不可使用西那卡塞。

（2）心电图上 QT 间期延长的患者不可使用西那卡塞。

（3）有癫痫发作史、心律不齐、严重肝病，或药物依从性差的患者谨慎使用西那卡塞。

（4）西那卡塞可能会引起心电图上 QT 间期延长，因此应谨慎使用其他会延长 QT 间期的药物。

如何正确服用西那卡塞？

由于西那卡塞有引起低钙及心电图 QT 间期延长的风险，建议从小剂量开始，初始剂量为成人每次 25 mg，每日 1 次。与空腹相比，西那卡塞在餐后服用肠道吸收更多，所以推荐服用时间在主餐后。药片须整片吞服，不建议掰开或压碎后服用。建议治疗初期每周测定 1 次血钙，维持期可每 2 周测定 1 次血钙。

服用西那卡塞主要有哪些不良反应？

（1）胃肠道反应，如恶心、呕吐、胃部不适、食欲不振、腹胀等。

（2）低钙血症时会导致 QT 间期延长、麻痹、肌肉痉挛、心律不齐、血压下降、癫痫等临床症状。

（3）心电图显示 QT 间期延长。

西那卡塞不宜与哪些药物一起服用？

西那卡塞与有些药物联用会产生相互作用，或导致副作用增加（表9-5）。

表 9-5　西那卡塞与其他药物联用所产生的临床作用

药物名称	临床作用
唑类抗真菌药（酮康唑、氟康唑、伏立康唑、泊沙康唑、伊曲康唑等）	导致西那卡塞血药浓度升高，作用增加
大环内酯类抗菌药物（红霉素、克拉霉素等）	
胺碘酮	

续表

药物名称	临床作用
三环类抗抑郁药（阿米替林、丙咪嗪等）	西那卡塞可能导致这些药物的浓度升高，如西那卡塞与氢溴酸右美沙芬合用时，右美沙芬体内浓度会增加约11倍
丁酰苯类抗精神病药（氟哌啶醇）	
卡维地洛、美托洛尔、普萘洛尔	
右美沙芬、普罗帕酮、甲氧氯普胺等	
双磷酸盐类、肾上腺皮质激素	西那卡塞降低血钙的作用可能会被增强

慢性肾脏病患者如何正确使用胰岛素制剂？

慢性肾脏病患者开始胰岛素治疗时，从小剂量起始有助于减少低血糖的风险。肾功能不全患者根据血糖情况调整剂量，如出现肾功能下降，应密切监测血糖，根据血糖水平决定是否调整胰岛素剂量。鉴于此类患者低血糖风险较高，调整剂量时宜小剂量逐步上调。对部分生活规律的慢性肾脏病患者，可考虑用预混胰岛素方案。对于血液透析患者，基础＋餐时胰岛素（长效＋短效/超短效胰岛素）方案可能更为灵活，更利于在透析日调整胰岛素的给药剂量；对于部分胰岛素需求量较少的患者，可以仅给予餐时胰岛素治疗。不同胰岛素的具体注射时间见表9-6。

表9-6　胰岛素的分类及注射时间

作用特点	胰岛素类型	通用名	商品名	注射时间
超短效	胰岛素类似物	门冬胰岛素	诺和锐	紧邻餐前或餐后立即
		赖脯胰岛素	优泌乐、速秀霖	紧邻餐前或餐后立即
		谷赖胰岛素	艾倍得	紧邻餐前或餐后立即
短效	动物源胰岛素	胰岛素注射液	万苏林R	—
	基因重组人胰岛素	生物合成人胰岛素注射液	诺和灵R	餐前30分钟内
		重组人胰岛素注射液	优思灵R	餐前30分钟内
		基因重组人胰岛素	优泌乐R	餐前30分钟内
		重组人胰岛素注射液	甘舒霖R	餐前15分钟左右

续表

作用特点	胰岛素类型	通用名	商品名	注射时间
中效	动物源胰岛素	低精蛋白锌胰岛素注射液	万苏林	餐前 30~60 分钟
	人胰岛素	低精蛋白生物合成（重组）人胰岛素	诺和灵 N	每日 1 次或 2 次
		精蛋白锌重组人胰岛素	优泌林 N	
		低精蛋白重组人胰岛素	甘舒霖 N	
		精蛋白重组人胰岛素	优思灵 N	
长效	胰岛素类似物	甘精胰岛素	来得时、长秀霖	每日 1 次，固定时间
		地特胰岛素	诺和平	每日 1 次，固定时间
预混	人胰岛素	重组人胰岛素预混	诺和灵 30R、50R	餐前 30 分钟内
		预混精蛋白锌重组人胰岛素	优泌林 70/30	
		精蛋白重组人胰岛素注射液	重和林 M30	
		混合重组人胰岛素注射液	甘舒霖 30R、50R	
		精蛋白重组人胰岛素混合注射液	优思灵 30R、50R	
	胰岛素类似物	门冬胰岛素 30	诺和锐 30	紧邻餐前或餐后立即
		预混精蛋白锌重组赖脯胰岛素	优泌乐 25、50	紧邻餐前或餐后立即

慢性肾脏病合并 2 型糖尿病患者如何选择降糖药物？

慢性肾脏病合并 2 型糖尿病患者一线降糖药物推荐二甲双胍联合 SGLT-2i（达格列净、恩格列净等），必要时联合其他降糖药物。推荐 eGFR≥30 mL/（min·1.73 m^2）的慢性肾脏病合并 2 型糖尿病患者使用二甲双胍和 SGLT-2i。对于慢性肾脏病合并 2 型糖尿病患者使用二甲双胍联合 SGLT-2i 后血糖控制未达标，或不能使用上述药物者，推荐加用长效胰高血糖素样肽 1 受体激动剂，如利拉鲁肽。

哪些降糖药物是严重肾功能不全的患者严禁使用的？

肾功能水平下降的患者，部分降糖药物在体内的代谢或排泄会减少，从而导致药物蓄积，引起低血糖反应。因此，应根据不同肾功能的水平选择降糖药物（表9-7）。

表9-7　降糖药物的肾脏排泄比例和肾功能不全适用范围

药物分类	药品名称	肾脏排泄比例	肾功能不全适用范围
双胍类	二甲双胍	90%	GFR <45 禁用
磺脲类	格列本脲	50%	GFR <60 禁用
	格列美脲	60%	GFR <45 禁用
	格列吡嗪	100%	GFR <30 禁用
	格列喹酮	5%	ERBP 指南推荐慢性肾脏病 4—5 期无须减量
	格列齐特	60% ~70%	GFR <30 禁用
格列奈类	瑞格列奈	8%	慢性肾脏病4—5 期可以使用，无须减量
	那格列奈	16%（原形药物）	慢性肾脏病4—5 期可以使用，无须减量
噻唑烷二酮类	吡格列酮	15% ~30%	慢性肾脏病4—5 期可以使用，无须减量
	罗格列酮	64%（代谢产物）	慢性肾脏病4—5 期可以使用，无须减量
α-糖苷酶抑制剂	阿卡波糖	35%	GFR <25 禁用
	伏格列波糖	5%	GFR <25 禁用
DPP-4i	西格列汀	87%	GFR <45 减量使用
	维格列汀	85%	GFR <45 减量使用
	沙格列汀	75%	GFR <45 减量使用
	利格列汀	5%	慢性肾脏病4—5 期可以使用，无须减量
SGLT-2i	达格列净	75%	GFR <45 禁用
	卡格列净	33%	GFR <45 禁用
	恩格列净	54%	GFR <45 禁用

注：GFR——肾小球滤过率，单位为 mL/（min·1.73 m²）；ERBP——欧洲肾

脏最佳临床实践；DPP-4i——二肽基肽酶4抑制剂；SGLT-2i——钠-葡萄糖共转运蛋白2抑制剂。

不同降糖药物的服药时间有区别吗？

不同降糖药物的服药时间是有所差别的，这与药物的作用机制及是否受食物的影响有关（表9-8）。

表9-8　不同降糖药物的服药时间表

服药时间	药物
清晨空腹时	罗格列酮、吡格列酮
餐前半小时	格列本脲、格列齐特、格列吡嗪、格列喹酮
餐前15分钟	瑞格列奈、那格列奈
与第一口饭同时	阿卡波糖
进餐之后	二甲双胍肠溶片是餐前服用，普通片剂在饭后服用可减少胃肠道反应
每天早晨服用一次，不受进食影响	达格列净、恩格列净、卡格列净
不受进食影响，可以餐时服用，也可以非餐时服用	维格列汀、西格列汀、沙格列汀、利格列汀

慢性肾脏病患者何时需要服用降脂药物？

血脂异常是慢性肾脏病的常见并发症，而合并脂代谢紊乱可增加慢性肾脏病患者动脉粥样硬化和心血管事件的发生风险。改善全球肾脏病预后组织（KDIGO）推荐，所有新发慢性肾脏病成年患者均应进行血脂谱基线评估，包括总胆固醇、低密度脂蛋白胆固醇、高密度脂蛋白胆固醇和三酰甘油。高三酰甘油血症是慢性肾脏病患者常见的血脂异常类型。KDIGO指南提出，对于年龄≥50岁且GFR>60 mL/（min·1.73 m²）的慢性肾脏病患者，建议使用他汀类药物进行调脂治疗。对于年龄≥50岁且GFR<60 mL/（min·1.73 m²），但尚未接受维持性透析治疗或肾移植的慢性肾脏病患者，建议使用他汀类或他汀类联合依折麦布药物治疗。对于年龄在18~49岁且尚未接受维持性透析治疗或肾移植的慢

性肾脏病患者，如合并冠状动脉疾病、糖尿病、既往有缺血性卒中史、预计 10 年内冠状动脉事件死亡率或非致命性心肌梗死发生率 >10% 中的一项或多项情况时，建议使用他汀类药物治疗。

肾功能不全患者如何调整降脂药物剂量？

肾功能水平降低的患者，有些降脂药物在体内的代谢或排泄会减少，从而导致药物蓄积，引起肝功能损伤、横纹肌溶解等不良反应。因此，应根据不同肾功能水平来调整降脂药物的剂量（表 9-9）。

表 9-9　肾功能不全患者降脂药物调整方案

药物	肾功能不全剂量调整方案
阿托伐他汀	无须调整剂量
瑞舒伐他汀	CrCl≥30 mL/min：无须调整剂量；CrCl < 30 mL/min：5 ～ 10 mg/d
洛伐他汀	CrCl < 30 mL/min：谨慎使用，不建议剂量超过 20 mg/d
普伐他汀	无须调整剂量，严重肾功能不全时建议起始剂量为 10 mg/d
辛伐他汀	无须调整剂量，但最大剂量不超过 40 mg/d
考来烯胺	无须调整剂量，因为在胃肠道不吸收，但在肾损害时有可能引起高氯血症性酸中毒
苯扎贝特	CrCl≥60 mL/min：无须调整剂量；CrCl < 60 mL/min：禁用
非诺贝特	CrCl > 80 mL/min：无须调整剂量；CrCl 30 ～ 80 mL/min：用最低剂量；CrCl≤30 mL/min：禁用
吉非罗齐	CrCl > 50 mL/min：无须调整剂量；CrCl 10 ～ 50 mL/min：减量 25%；CrCl < 10 mL/min：减量 50%
依折麦布	无须调整剂量

注：CrCl——肌酐清除率。

服用他汀类药物时需要注意什么？

不同他汀类药物的服药时间见表 9-10。

表 9-10　不同他汀类药物的服药时间建议

服药时间	药物
任意时间	阿托伐他汀和瑞舒伐他汀（半衰期较长）
睡前	辛伐他汀、普伐他汀、氟伐他汀（半衰期短，而胆固醇的合成在 0：00—3：00 达到高峰，因此睡前服用可在胆固醇合成高峰期起到最佳的效果）
晚饭后半小时内	洛伐他汀（食物可促进洛伐他汀的吸收）

服用他汀类药物期间，尽量避免食用葡萄柚、西柚等，否则可增加横纹肌溶解的风险。他汀类药物避免与红霉素、克拉霉素合用。他汀类药物常见的不良反应包括以下两点：

（1）横纹肌溶解：若出现不明原因的肌痛、压痛或无力，应及时就诊。

（2）肝酶水平升高：如谷丙转氨酶、谷草转氨酶等升高，停药后肝酶水平可下降。用药期间应定期检查肝功能。

常用降尿酸药物，肾功能不全者如何服用？

降尿酸药物应根据不同的肾功能状态调整服药剂量，服药前应关注的注意事项见表 9-11。

表 9-11　降尿酸药物的用法用量及注意事项

药物	常规用法用量	肾功能不全的用法
别嘌醇	从小剂量起始，之后逐渐加量。初始剂量：每次 50～100 mg，每日 1～2 次。2～3 周后增至每日300 mg，分 2～3 次服用	推荐的初始用药剂量： （1）30 mL/（min·1.73 m^2）＜eGFR≤60 mL/（min·1.73 m^2）：50 mg，每日 1 次 （2）15 mL/（min·1.73 m^2）＜eGFR≤30 mL/（min·1.73 m^2）：50 mg，隔日 1 次 （3）5 mL/（min·1.73 m^2）≤eGFR≤15 mL/（min·1.73 m^2）：50 mg，每周 2 次 （4）eGFR＜5 mL/（min·1.73 m^2）：50 mg，每周 1 次 **HLA-B * 5801 阳性个体发生严重别嘌醇超敏反应危险性极高，建议用药前测定 HLA-B * 5801 的基因型**

续表

药物	常规用法用量	肾功能不全的用法
非布司他	口服推荐剂量为40 mg或80 mg，每日1次。推荐起始剂量为40 mg，每日1次	（1）给药时，无须考虑食物和抗酸剂的影响 （2）轻、中度肾功能不全［eGFR 30～89 mL/(min·1.73 m²)］的患者无须调整剂量 （3）对于慢性肾脏病4期及以上患者，已有多项研究显示非布司他的有效性及安全性，建议起始剂量为20 mg，每日1次 （4）本品禁用于正在接受硫唑嘌呤、巯嘌呤治疗的患者 （5）为预防治疗初期的痛风发作，建议同时服用非甾体抗炎药
苯溴马隆	成人起始剂量为每次口服50 mg，每日1次，早餐后服用。成人及14岁以上患者每日50～100 mg	（1）轻、中度肾功能不全患者［eGFR > 60 mL/(min·1.73 m²)］无须调整剂量 （2）严重肾功能损害者［eGFR < 20 mL/(min·1.73 m²)］及有肾结石的患者禁用 （3）治疗期间需大量饮水以增加尿量（治疗初期饮水量不得少于1 500 mL/d），避免排泄尿酸过多而在泌尿系统形成尿酸结石 （4）开始用药期间，建议给予碳酸氢钠或枸橼酸合剂，使尿液的pH控制在6.2～6.9

新型口服抗凝药物，肾功能不全患者如何服用？

肾功能衰竭时，服用新型口服抗凝药物易导致出血，应根据肾功能水平来减少服药剂量（表9-12）。

表9-12　新型口服抗凝药物根据肾功能水平的方案调整

药物	根据肾功能水平的剂量调整
达比加群酯	CrCl > 30 mL/min：无须调整剂量 CrCl ≤ 30 mL/min：不推荐使用 【仅FDA推荐CrCl 15～30 mL/min：75 mg/次，每日2次】
利伐沙班	CrCl > 50 mL/min：无须调整剂量 CrCl 15～50 mL/min：15 mg/次，每日1次，和食物同服 CrCl < 15 mL/min：避免使用

续表

药物	根据肾功能水平的剂量调整
阿哌沙班*	（1）静脉血栓的治疗或预防： ① 任何程度的肾功能不全均无须调整剂量 ② 间歇血液透析（每周3次）：无须调整剂量 （2）非瓣膜性心房颤动： ① 血清肌酐 < 133 μmol/L：无须调整剂量（年龄 ≥ 80 岁且体重 ≤ 60 kg 的患者，减量至 2.5 mg/次，每日 2 次） ② 血清肌酐 ≥ 133 μmol/L，年龄 ≥ 80 岁或体重 ≤ 60 kg 的患者：2.5 mg/次，每日 2 次 ③ 间歇血液透析（每周 3 次）：无须调整剂量（年龄 ≥ 80 岁或体重 ≤ 60 kg 的患者，减量至 2.5 mg/次，每日 2 次）
依度沙班	CrCl > 50 mL/min：无须调整剂量 CrCl 15 ~ 50 mL/min：30 mg/次，每日 1 次 CrCl < 15 mL/min：不推荐使用 间歇血液透析：避免使用

注：FDA——美国食品药品监督管理局。

*阿哌沙班国内说明书与国外指南有所区别，国内说明书建议轻度或中度肾损害患者无须调整剂量；在重度肾损害（CrCl 15 ~ 29 mL/min）患者中，临床数据表明阿哌沙班体内浓度有所升高，谨慎使用；不推荐 CrCl < 15 mL/min 的患者服用阿哌沙班。因此，肾功能不全患者不能自行服用阿哌沙班，具体剂量必须咨询专科医生或药师权衡利弊后慎重服用。

他克莫司主要用于治疗哪些肾脏疾病？

他克莫司是一种免疫抑制剂，主要用于治疗以下肾脏疾病：膜性肾病、微小病变型肾病（频繁复发型和激素依赖型或抵抗型）、难治性 IgA 肾病、局灶节段性肾小球硬化、狼疮性肾炎（尤其是 V 型狼疮性肾炎）、肾移植后抗排异治疗。

如何正确服用他克莫司？

由于食物可降低他克莫司的吸收速率和程度，尤其是高脂肪食物，这种作用最为明显，而空腹时他克莫司的吸收速率和程度最大。因此，建议餐前 1 小时或餐后 2 ~ 3 小时服用胶囊。不要打开胶囊服用。建议每日分 2 次服用药物，尽量间隔 12 小时，安排好三餐和服药的时间很重要。服药期间，应避免食用葡萄柚、西柚和以上水果的果汁，因为这些水果和果汁会对他克莫司的浓度产生较大的影响，而浓度波动范围大对疗效不利，也易产生不良反应。

服用他克莫司时为什么要监测血药浓度？

不同患者之间他克莫司的血药浓度会有很大的差异。血药浓度过低，则治疗效果不佳；血药浓度过高，则会引起很多严重的不良反应。因此，必须定期监测他克莫司的血药浓度。

血药浓度监测测定的是他克莫司的谷浓度（最低的浓度值），因此监测浓度的前一天晚上应照常服用药物，监测浓度的当天早上先不服用药物，采完血后，再服用早晨的药物。前一天晚上服药的时间至第二天早晨采血的时间尽量间隔 12 小时为佳。监测频率：服用他克莫司的初期建议每周测定 1 次血药浓度，等血药浓度较为平稳后，可每 2～4 周测定 1 次。每次调整他克莫司的剂量后，建议服用新的剂量至少 1 周后再测定血药浓度，因为血药浓度一般在服药 1 周之后才会达到平稳状态。

服用他克莫司主要有哪些不良反应？

（1）血糖升高、糖尿病：建议定期监测血糖。

（2）高血压。

（3）感染风险增加（如细菌、真菌、病毒感染），或已有的感染加重。

（4）心脏方面：心律失常、心电图 QT 间期延长、尖端扭转型室性心动过速（很罕见）。

（5）神经系统：震颤、手抖、头痛、眩晕、感觉异常和迟钝、书写障碍、可逆性后部脑病综合征（很罕见）。

（6）血液系统：白细胞减少、血小板减少、贫血等。

（7）肝胆系统：肝酶升高、胆汁淤积、黄疸等。

（8）泌尿系统：肾损伤、急性肾衰竭、肾小管坏死等，在血药浓度特别高时可能会出现。血药浓度在正常范围内时，一般不会出现这些不良反应。

服用他克莫司时，同时服用哪些药物会产生显著的影响？

他克莫司与很多药物都会发生相互作用，因此在服药前了解相关药物对确保疗效和减少不良反应有重要的意义，相关药物见表 9-13。

表 9-13 可能会与他克莫司发生相互作用的药物

影响	药物
可能会升高他克莫司的血药浓度	地尔硫卓、硝苯地平、尼卡地平
	唑类抗真菌药（氟康唑、伏立康唑、泊沙康唑、酮康唑、伊曲康唑）
	大环内酯类抗菌药物（红霉素、克拉霉素、罗红霉素）
	质子泵抑制剂（奥美拉唑、兰索拉唑）
	利托那韦、奈非那韦、沙奎那韦
	五酯胶囊、护肝片
可能会降低他克莫司的血药浓度	利福平、异烟肼
	苯妥英、苯巴比妥、卡马西平

如果您需要服用以上表格中的药物，务必先咨询医生或药师。部分患者服用他克莫司的剂量较大，但血药浓度依然很低，所以医生会让患者服用五酯胶囊或地尔硫卓来增加他克莫司的血药浓度，从而降低患者的经济负担。

此外，还有一些药物与他克莫司合用时，会加重他克莫司的不良反应，须引起重视。

（1）他克莫司与已知有肾毒性或神经毒性的药物，如氨基糖苷类抗生素（庆大霉素和阿米卡星及依替米星）、万古霉素、磺胺甲噁唑/甲氧苄啶、非甾体抗炎药（双氯芬酸钠、布洛芬、吲哚美辛等）、更昔洛韦或阿昔洛韦、两性霉素 B 同时服用，会增加这些药物的毒性作用。

（2）他克莫司治疗时可能引起高钾血症，或使原有的高钾血症加重，因此应避免高钾摄入或使用保钾利尿剂（阿米洛利、氨苯蝶啶或螺内酯）。

使用他克莫司治疗期间，还有哪些事项是必须了解的？

（1）如果您有任何感染症状，如发热、发冷、流感样症状、喉咙痛、耳朵或鼻窦疼痛、咳嗽、痰多或痰色改变、小便疼痛、口腔溃疡或伤口无法愈合，请立即来医院就诊。

（2）感染的概率可能会增加，建议经常洗手，远离感染、感冒或流感的人，避免到人流密集、空气不流通的场所，不要饲养家禽、鸟类等。

（3）如果您出现高血糖的迹象，如神志不清、感到困倦、口渴、饥饿、尿频、呼吸急促，或呼吸有水果味，请立即来医院就诊。

（4）避免阳光暴晒、日光浴，外出时穿上防晒衣。

（5）在接种任何疫苗之前，请先咨询您的医生或药师。服用他克莫司期间接种某些疫苗，可能会增加感染的概率，或者使疫苗不能起到相应的作用。避免使用减毒活疫苗。

（6）由于他克莫司可能会引起心电图 QT 间期延长，因此建议不要同时使用其他会导致 QT 间期延长的药物。

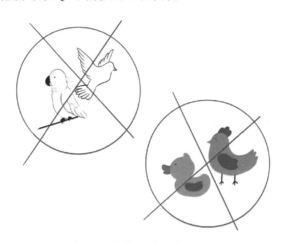

避免饲养家禽、鸟类

（7）建议检测他克莫司的药物基因型，不同基因型的患者服用相同的剂量，浓度会有明显的差异，代谢快者需要服用较高的剂量才能达到目标范围，代谢慢者服用较低的剂量就可以达标。目前，临床监测较多的是 CYP3A5 基因型，每位患者仅需检测一次即可。

吗替麦考酚酯胶囊和麦考酚钠肠溶片主要用于治疗哪些肾脏疾病？

（1）狼疮性肾炎：《中国狼疮肾炎诊断和治疗指南》（2019年）推荐，Ⅲ型和Ⅳ型狼疮性肾炎，尤其伴有新月体或有生育需求的患者，首选吗替麦考酚酯诱导治疗，缓解后继续通过吗替麦考酚酯维持。总疗程超过2年后可切换为硫唑嘌呤维持。

（2）肾移植后抗排异治疗：《中国肾移植受者免疫抑制治疗指南》（2016年）推荐，在维持方案中联合使用免疫抑制剂（包括钙调磷酸酶抑制剂和抗增殖类药物），包括或不包括糖皮质激素，建议将吗替麦考酚酯胶囊或麦考酚钠肠溶片作为抗增殖类的一线用药。

（3）难治性原发性肾病综合征：如微小病变、系膜增生性肾炎、IgA肾病等，表现为激素依赖或激素抵抗型。

（4）系统性小血管炎：吗替麦考酚酯可减轻血管内皮损伤，近年来相关临床研究报道了吗替麦考酚酯被成功应用于ANCA相关性血管炎的诱导和缓解治疗中。

如何正确服用吗替麦考酚酯胶囊和麦考酚钠肠溶片？

食物对霉酚酸（吗替麦考酚酯胶囊和麦考酚钠肠溶片的活性成分）总的吸收量影响不大，但会使霉酚酸的峰浓度下降40%，因此建议餐前1小时或餐后2小时服用。建议每日分2次服用药物，尽量间隔12小时，安排好三餐和服药的时间很重要。服用时应整粒或整片吞服，不能咀嚼、掰开或压碎后服用。服用以上2种药物后至少2小时再服用含有铝或镁的抗酸剂。一旦想起漏服了一次药物，应立刻服用漏服的药物，但是如果距离下一次服药时间不足2小时，则跳过漏服的剂量，不要同时服用2次剂量或额外剂量。

服用吗替麦考酚酯胶囊和麦考酚钠肠溶片常见的不良反应主要有哪些?

（1）胃肠道症状：腹泻、腹胀、腹痛、恶心、呕吐、消化不良等，多在减量后好转，然后仍然可逐渐加至原剂量。

（2）骨髓抑制：白细胞减少、贫血、血小板减少等；定期监测血常规，当发生严重白细胞降低时，应立即就诊。

（3）感染风险增加：细菌、真菌、病毒（尤其是巨细胞病毒和单纯疱疹病毒等）感染。

（4）代谢和营养类疾病：高脂血症、高胆固醇血症、高血糖。

（5）心血管系统：心动过速、高血压等。

（6）中枢神经系统：头痛、头晕、震颤等。

服用吗替麦考酚酯胶囊和麦考酚钠肠溶片期间是否需要监测血药浓度?

服用吗替麦考酚酯胶囊和麦考酚钠肠溶片期间一般不需要进行常规的血药浓度监测，但以下情况建议监测血药浓度：① 移植术后早期；② 二次移植；③ HLA 不匹配，高免疫风险的患者；④ 二联免疫抑制剂治疗方案；⑤ 低剂量钙调磷酸酶抑制剂（他克莫司或环孢素）方案或钙调磷酸酶抑制剂减量时；⑥ 移植肾功能恢复延迟；⑦ 有药物相互作用；⑧ 患者依从性差。

血药浓度测定的是吗替麦考酚酯胶囊和麦考酚钠肠溶片的活性成分霉酚酸，监测指标是霉酚酸的药时曲线下面积（AUC），因为 AUC 与免疫抑制疗效和不良反应的相关性更好。需要采集的血样时间点较多，一般有以下两种采集方法：

（1）十点法：服药前立即和服药后 0.5、1、1.5、2、4、6、8、10、12 小时采集血样。十点法计算所得的结果较为准确。

（2）有限采样法：三点法或四点法，每个移植中心根据自己的计算公式设置采样的时间点。

环孢素 A 主要用于治疗哪些肾脏疾病？主要有哪些不良反应？

环孢素 A 是 1971 年瑞士 Sandoz 公司从真菌中分离提取出来的一种由 11 个氨基酸组成的亲脂性环形多肽。环孢素 A 主要通过抑制辅助性 T 细胞的功能表达、T 细胞的活化等途径产生强大的特异性免疫抑制作用，主要用于治疗以下肾脏疾病：① 膜性肾病；② IgA 肾病；③ 微小病变型肾病（频繁复发型、激素依赖型）；④ 狼疮性肾炎；⑤ 肾移植后抗排异治疗。

环孢素 A 的不良反应主要包括高血压、高血脂、齿龈增生、多毛症、转氨酶和胆红素升高、感染风险增加等。此外，环孢素 A 还可能有一定的肾毒性，可分为急性毒性和慢性毒性，而他克莫司的肾毒性低于环孢素 A。由于环孢素 A 在不同患者间的变异较大，容易导致不良反应的发生，故服用时也需要监测血药浓度。目前，血药浓度监测的时间点主要有两个，分别是服药后 2 小时和下一次服药前，对应的是药物的峰浓度和谷浓度。

环磷酰胺适用于哪些肾脏疾病的治疗？

环磷酰胺属于烷化剂，进入人体后迅速转化为活性代谢产物磷酰胺氮芥，与 DNA 交联，破坏细胞的转录和翻译过程，免疫抑制作用强而持久，对 B 淋巴细胞的抑制作用比对 T 淋巴细胞强，从而抑制细胞免疫和体液免疫。环磷酰胺主要用于治疗以下肾脏疾病：① 膜性肾病；② 局灶节段性肾小球硬化；③ IgA 肾病；④ 狼疮性肾炎；⑤ ANCA 相关性小血管炎等。

服用环磷酰胺主要有哪些不良反应？

（1）消化道症状：表现为恶心、呕吐、食欲变差，一般发生在静脉输液的那几天，停药数天后症状消失。在此期间应少食多餐，进食易消化、清淡食物。

（2）骨髓抑制：表现为白细胞、红细胞、血小板计数减少。定期检查血常规，骨髓抑制通常在用药后的 10～14 天最明显。

（3）肝功能受损：转氨酶增高，甚至出现黄疸，如果您感到疲倦、乏力、尿色深黄、皮肤或眼睛发黄等，请立即去医院就诊。此外，需要定期检查肝功能。

（4）出血性膀胱炎：如果您发现尿中有血或排尿时疼痛，请立即告诉医生或药师。静脉冲击治疗期间，尿量正常、心功能正常、无水肿的患者应尽量多喝水，可以有效预防出血性膀胱炎。

（5）诱发感染：环磷酰胺是一种免疫抑制剂，会导致免疫功能下降，感染概率增加。如果出现发热、发冷、喉咙痛、耳朵或鼻窦疼痛、咳嗽、痰多或痰色改变、排尿疼痛、口腔溃疡或伤口无法愈合等症状，需要及时来医院就诊。

（6）生殖系统：月经紊乱、停经、无精子或精子减少，对生育功能有一定影响。有生育要求的患者不宜使用该治疗方案。

（7）脱发、皮肤色素沉着。

（8）肺纤维化。

使用糖皮质激素主要用于治疗哪些肾脏疾病？

（1）原发性肾小球疾病：① 轻微肾小球病变；② 膜性肾病；③ 局灶节段性肾小球硬化；④ IgA 肾病和系膜增生性肾小球肾炎；⑤ 膜增生性肾小球肾炎；⑥ 新月体肾炎。

（2）继发性肾小球疾病：① 系统性红斑狼疮、狼疮性肾炎；② 系统性血管炎；③ 紫癜性肾炎；④ 肾淀粉样变性。

（3）肾小管-间质疾病：包括特发性间质性肾炎、系统性红斑狼疮和干燥综合征等所致的小管间质性肾炎、药物引起的小管间质性肾炎。

（4）预防或治疗肾移植排异反应。

使用糖皮质激素类药物主要有哪些不良反应？如何进行预防？

糖皮质激素类药物的不良反应虽然较多，但大多数都可以通过一些预防措施进行有效的预防，从而达到利大于弊的效果。

（1）胃肠道反应：胃部不适、消化道溃疡、胃肠道出血等。预防措施包括服用抑制胃酸、保护胃黏膜的药物，如奥美拉唑、雷贝拉唑、泮托拉唑、兰索拉唑、埃索美拉唑等，服用中等剂量至大剂量激素时应坚持每日服用保护胃黏膜的药物。

（2）骨骼肌肉系统：骨质疏松、股骨头无菌性坏死、类固醇性肌病、病理性骨折等。预防措施包括服用钙剂及维生素 D_3、活性维生素 D 来预防，应坚持服用。定期进行骨密度测试。

（3）体液及电解质紊乱：水钠潴留（水肿、血压升高）、低钾血症。预防措施包括减少钠盐的摄入，监测血钾水平，发生低钾血症时可遵医嘱服用氯化钾缓释片或氯化钾溶液，适当吃一些含钾较高的食物。定期监测血压。

（4）内分泌系统与代谢：库欣综合征（主要表现为满月脸、水牛背、向心性肥胖、痤疮、皮肤紫纹、多毛、高血压、继发性糖尿病等），多在停药后可以逐渐自行消失或减轻；食欲增加、体重增加。预防措施包括控制饮食，定期监测血糖。

（5）神经/精神方面：失眠、兴奋、情绪波动、记忆力减退、诱发癫痫、精神异常等。预防措施包括注意调整作息时间，保持愉悦的心情，适量轻度运动。

（6）免疫系统：诱发潜在的感染，并发机会性感染、过敏反应。预防措施包括勤洗手，远离感染、感冒或流感的人，尽量避免去人群聚集处，避免饲养鸟类、家禽等，发生感染时及时到正规医院就诊。

（7）眼部：青光眼、白内障等。预防措施包括定期测眼压和眼部检查。

慢性肾脏病患者应尽量避免使用的肾毒性药物有哪些？

（1）抗微生物药物（抗感染药物）：① 氨基糖苷类抗菌药物，如庆大霉素、卡那霉素、阿米卡星、依替米星等，可能引起急性肾小管坏死；② 两性霉素 B，可能引起急性肾小管坏死；③ 黏菌素类抗菌药物，如多黏菌素 B、E，可能引起急性肾小管坏死；④ 万古霉素、去甲万古霉素，可能引起急性间质性肾炎；⑤ 喹诺酮类抗菌药物，如左氧氟沙星、环丙沙星等，可能引起急性间质性肾炎；⑥ 阿昔洛韦、更昔洛韦等抗病毒药物，可能引起阻塞性、结晶性肾损害；⑦ 磺胺类药物，如复方磺胺甲噁唑，可能引起阻塞性、结晶性肾损害。

用药指导和建议：服用阿昔洛韦、更昔洛韦或复方磺胺甲噁唑时应注意多饮水，可服用碳酸氢钠片碱化尿液，从而加速药物排泄，预防阻塞性、结晶性肾病。

（2）非甾体抗炎药：如吲哚美辛、双氯芬酸钠、布洛芬、塞来昔布、罗非昔布等。非甾体抗炎药可能会导致急性肾功能衰竭、伴急性间质性肾炎的肾病综合征，甚至导致肾乳头坏死。

用药指导和建议：非甾体抗炎药用于止痛治疗时可短期使用，不可大剂量或长期服用，否则容易引起肾功能损伤。

（3）造影剂：主要用于增强 CT、冠状动脉造影术、冠状动脉介入治疗、血管造影术等。目前临床使用比较多的是碘造影剂，碘造影剂根据渗透压分为高渗、低渗和等渗，等渗造影剂的渗透压与血浆相等，低渗造影剂和高渗造影剂的渗透压分别是血浆的 2～3 倍和 5～8 倍。高渗造影剂由于不良反应多，目前临床上已很少使用。

用药指导和建议：对于慢性肾脏病患者，如因病情需要必须使用造影剂时，推荐使用等渗或低渗造影剂。其他预防肾损伤的措施包括水化疗法（静脉补液或口服补液）、静滴碳酸氢钠、暂停使用二甲双胍等。

（4）中药、中成药：1993 年，比利时学者发现 2 例女性患者在服用"中草药制剂"减肥后出现肾损害，肾脏病理证实为肾间质纤维化。仪器分析发现减肥药中含有马兜铃酸，至 1998 年已有 100 余人因服用该减肥药导致慢性肾损害。含有马兜铃酸的常用中药品种包括马兜铃、天仙藤、青木香、广防己、关木通、朱砂莲、细辛、寻骨风等。

用药指导和建议：慢性肾脏病患者应避免服用以上中药及含有以上中药品种的中成药，选择中药治疗方案的患者应去正规中医院，不可轻信无资质诊所或非专业人士的秘方、偏方。

（5）抗肿瘤药：顺铂、培美曲塞、维莫非尼、克唑替尼。

（6）降压药：ACEI、ARB。据2007年美国临床健康协会与食品药品管理委员会对500名左心室功能不全患者的调查数据显示，联合使用ACEI与ARB可诱发肾脏损伤。

用药指导和建议：避免联合使用ACEI与ARB。慢性肾脏病3—4期患者可以谨慎使用ACEI或ARB，建议初始剂量减半，严密监测血钾、血肌酐变化。

（7）口服磷酸盐制剂：口服磷酸盐制剂主要用于结肠镜检查或医疗手术前清理肠道。近年来多项报道显示，口服磷酸盐药物或使用含磷酸钠的灌肠剂可导致急性磷酸盐肾病，常发生于服用抗高血压药物、利尿剂、非甾体抗炎药的患者。

用药指导和建议：年龄＜18岁或年龄＞65岁、肠梗阻、炎症性肠病、胃肠动力不足、慢性肾脏病、电解质紊乱、充血性心力衰竭、心律失常风险较高、肝硬化或服用ACEI/ARB的患者，慎用磷酸盐制剂。聚乙二醇电解质散是应用最为广泛的较为安全的一类肠道清洁剂。

十

肾脏病日常小攻略

西医的"肾"和中医的"肾"是什么关系呢?

中医所说的"肾"与西医所说的"肾"是有区别的。西医所说的"肾"只是一个器官,而中医所说的"肾"不完全是指肾脏器官,而是对一类生理功能的概括,几乎涵盖了西医学中内分泌系统、生殖系统、泌尿系统、运动骨骼系统、呼吸系统的诸多环节。根据传统中医理论,"肾"为五脏之一,肾能藏精,主生殖、生长发育和纳气,故被称为"先天之本";肾能主水,司一身之水液代谢,又被称为"水脏",是人体正常生理结构和功能的重要组成部分。

得了肾病就是肾虚了吗?

中医所说的"肾虚"与西医所说的"肾病"是两个完全不同的概念。"肾虚"是中医辨证产生的概念,而不是疾病的名称,很多系统的疾病从广义上讲都可能归为"肾虚"。而西医的"肾病"仅指肾脏器官的疾病和损伤,包括肾炎、肾病综合征、肾衰竭等疾病。从临床症状看,"肾虚"常见表现有腰膝酸痛、畏寒肢冷、失眠多梦、潮热盗汗、遗尿失禁等。"肾病"常见的临床表现多为尿液异常(包括血尿和蛋白尿)、水肿、尿量异常、夜尿增多、伴或不伴高血压、肾功能减退等。

通过上述介绍可以看出,"肾虚"不等于"肾病",但两者之间又存在交叉。"肾病"可能是中医"肾虚"的表现,也可能不是。同样,

"肾虚"者可能有"肾病"，但是更多的并不是"肾病"。因此，希望大家能够正确地认识"肾虚"和"肾病"这两个概念，出现上述"肾病"症状时能够及时就诊，以便早期发现、早期诊断、早期治疗"肾病"，减少肾衰竭的发生。对于没有"肾病"症状的所谓"肾虚"人群，也不必总是怀疑自己有"肾病"而给个人和家庭带来不必要的物质和精神负担。

作为男子汉大丈夫，得了肾病还能过夫妻生活吗？

得了肾病是可以过性生活的，临床所说的肾病是指肾脏肾小球系膜区发生了病变，导致继发性肾小球硬化，或者是肾小球滤过膜发生变化，出现蛋白尿以及肾脏血管或者是肾小管间质发生病变，导致尿液浓缩和稀释功能下降。最终结果是肾脏排出毒性废物功能减退，以及一些内分泌功能的丧失。

肾病影响的是整个机体对代谢废物排出的作用，而不影响生殖系统，对于精子产生和活力没有影响，对于女性生殖系统的排卵功能也没有影响，所以即使得了肾病也可以过性生活。但因为过度劳累可以导致肾病患者病情进展和恶化，所以性生活需要适度、节制，避免劳累。

肾病会影响生育吗？

首先，从男性肾病患者的角度来看，男性生育功能正常主要就是有正常的精子和正常的射精。如果男性肾病患者的睾丸功能正常，可以产生正常的精子，并且有正常的射精行为，这种情况可以发生正常的性交，进行正常的生育。而且因为男性不需要承担妊娠任务，因此肾血流量不会有太大的影响，所以总体来说，肾病对男性生育的影响程度相对比较小。

当然，男性肾病患者是否能够生育与病情严重程度有着直接的关系。例如像隐匿性肾炎这样症状较轻的肾病，表现为无症状的血尿，或者是少量的蛋白尿，肾功能正常，这样的情况对男性生育是没有影响的。而当病情相对比较重，例如出现大量蛋白尿，或者是反复出现肉眼血尿，尤其是合并有肾性高血压或是肾功能异常时，肾病对男性生育有一定影响。因此，患有肾病的男性人群，需要追踪观察尿蛋白定量、血压、肾功能的情况，并给予针对性的治疗。而且，很多肾病患者在治疗过程中需要服用各种免疫抑制剂，如激素、环孢素 A、环磷酰胺、来氟米特等，它们具有骨髓抑制、致畸及肝毒性等不良反应。本着优生优育的理念，如果男性肾病患者彻底治愈以后临床症状和体征全部消失，而且各项指标正常，停药 2 年没有复发，可以考虑生育。

而从女性肾病患者的角度来看，因为肾病会导致肾脏功能出现异常，严重时会造成肾功能衰竭，从而影响患者的代谢功能和激素水平，因此如果长时间不治疗或者治疗未见好转，激素水平会严重失衡，使女性患者出现闭经、停止排卵等情况，甚至出现不孕。

女性肾病患者即使怀孕了，妊娠会加重肾脏的负担，使肾病进一步加重；等到了孕后期，孕妇还可能会出现子痫，导致死胎的发生率升高。所以，一旦发现有肾病，要积极地治疗，避免病情加重，以免影响到其他器官的功能。至于是否可以妊娠，应遵从医生的建议。

总体来说，女性肾病患者妊娠不良结局的主要危险因素包括大量蛋白尿、严重高血压、肾功能进展及全身系统性疾病活动期。慢性肾脏病早期，尿蛋白定量少、血压正常、肾功能稳定为允许妊娠的条件。对于中晚期慢性肾脏病患者，尽管有较多成功妊娠的临床案例，但妊娠期间慢性肾脏病进展及母婴不良妊娠事件的发生率 >60%。慢性肾脏病患者一旦意外妊娠，应在肾内科、妇产科及时就诊，严格评估危险因素，密切随诊，合并重度高血压、严重心脑血管疾病、病情危及母体或胎儿健康时应考虑终止妊娠。

肾病患者如何控制体重？

如果您的体型属于肥胖或者超重，那么请您选择健康的方式合理减肥。研究结果显示，在正常体重以上，越重的患者肾脏病进展速度越快。运动可以在任何时间、任何地点进行，如选择走路或骑行出行，以爬楼梯代替乘电梯，等等。运动不仅能帮助您减肥，还能帮助您控制血压和血糖。

慢性肾脏病患者究竟是多喝水好还是少喝水好呢？

肾脏是人体主要的排泄器官，人体大部分多余的水分都必须通过肾脏排出体外，所以摄入过量的水分会增加肾脏的负担。尤其是对于严重水肿甚至合并心功能不全的患者，切忌多喝水增加容量负荷。但是，如果慢性肾脏病患者出现比较严重的呕吐、腹泻、大量出汗等体液丢失的情况，就要适当地补充水分了，以防止失水导致肾脏灌注不足。慢性肾脏病患者饮水量的多少应根据具体情况进行判断，一般要合理，避免过多或者过少。

慢性肾脏病饮食对蛋白质摄入有何要求？

对蛋白质摄入量的要求是根据慢性肾脏病的分期来决定的，慢性肾脏病 1—2 期的非糖尿病患者要避免高蛋白饮食。如果有大量蛋白尿的表现，推荐的蛋白质摄入量要控制在每日每千克体重 0.7 g。如果大量蛋白尿是非持续性的，推荐的蛋白质摄入量是每日每千克体重 0.8 g。有糖尿病的慢性肾脏病 1—2 期，推荐的蛋白质摄入量是每日每千克体重 0.8 g。

慢性肾脏病 3—5 期的非糖尿病患者推荐蛋白质的摄入量是每日每千克体重 0.3~0.6 g。而伴有糖尿病的 3—5 期患者，在代谢稳定的情况下，推荐的蛋白质摄入量是每日每千克体重 0.6 g。在低蛋白摄入的同时应补充酮酸制剂，且摄入的蛋白质有 50% 以上是优质蛋白。

优质蛋白是指氨基酸模式与人体氨基酸模式相似的蛋白质，这类蛋白质容易被人体吸收利用，如瘦肉、鸡蛋、牛奶等食物中含有的蛋白质。

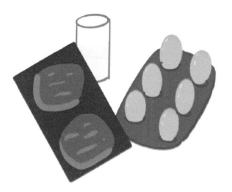

含优质蛋白的常见食物

慢性肾脏病饮食对盐的控制有什么要求？

慢性肾脏病患者每日摄入的盐要 <6 g，但是如果患者有严重的水肿或者高血压的话，盐的摄入量要控制在 3 g。需要注意的是，摄入的盐不仅包括烧菜用的食盐，还包括酱油、鸡精等一些调味料里面的盐。通常调味料的含盐量都是比较高的，在食用时需要注意。

慢性肾脏病患者可以吃豆制品吗？

慢性肾脏病患者可以吃豆制品，但需要控制总量。豆制品属于优质蛋白食物，但是它含有大量的嘌呤、钾、磷等成分，所以不能大量食用。

慢性肾脏病患者如何选择含钾食物？

慢性肾脏病患者要根据自己的血钾水平来选择食物，并通过定期复查将血钾水平维持在正常的范围。当血钾增高时，要根据食物中的含钾量来选择食物，禁止食用含钾量高的食物，如坚果、豆类、水果等。在食用蔬菜和水果时，可以将蔬菜和水果先切后洗，来降低其中的含钾量。

慢性肾脏病患者如何选择含钙食物？

慢性肾脏病患者应该先去医院检查一下血钙、血磷、维生素 D 等和骨代谢相关的指标，然后进行骨密度的检测，确定是否需要补钙。适合慢性肾脏病患者补钙的食物主要有乳类和乳制品。不推荐使用奶粉补钙，因为奶粉中含有食品添加剂。

慢性肾脏病患者如何选择含磷食物？

慢性肾脏病患者容易出现高磷血症，应通过定期复查了解血液中的含磷量，从而选择适合自己的饮食。要熟悉食物中的含磷量，避免食用高磷食物，也不要吃加工食物，建议每日磷的摄入量在 800 mg 以下。

得了慢性肾脏病可以吃保健品吗？

市场上的保健品品种繁多，各种成分的含量并未具体标明。建议慢性肾脏病患者不要随意地服用保健品。

得了慢性肾脏病需要控制饮食，那会不会营养不良？

说到营养不良，这里就要强调一个能量平衡的概念。如果能量超标，就会引起肥胖；能量不足，则会引起消瘦。我们每天的饮食都要考虑能量的平衡。

慢性肾脏病患者怎样才能保证充足的能量？

人体每日能量的需要量是根据我们的身高、体重，以及从事的工作性质来计算的。对于慢性肾脏病患者，首先要考虑食物中的蛋白质含量，由于我们平时吃的米、面蛋白质含量过多，所以可以选择麦淀粉的食物用于能量的补充。麦淀粉是从小麦里面把纯蛋白提炼出来以后得到的无筋粉，超市都有售卖。也可以选择一些能量高、蛋白质含量低的食物，如粗粮。

来举一个例子，一个身高 170 cm，体重 68 kg 的职员，一天能摄入多少能量呢？

首先，我们要算一下该患者的标准体重和体重指数（BMI）。标准体重（kg）＝身高（cm）－105，体重指数（kg/m^2）＝体重（kg）÷身高^2（m^2）。

计算出该患者的标准体重：170 - 105 = 65 kg。

计算出该患者的体重指数：68 ÷ 1.7^2 ≈ 23.5 kg/m^2。

对照表10-1，该患者体重为正常。

表10-1 体重指数与体型对应关系

体重指数/(kg·m^{-2})	体型
<18.5	消瘦
18.5~23.9	正常
24~27.9	超重
>28	肥胖

然后，根据标准体重和工作性质计算出该患者每日所需要的能量。

职员属于轻体力劳动职业，该患者体重属于正常，那么根据表10-2的能量系数，他每日的能量摄入为：65 × 30 = 1 950 kcal(1 kcal ≈ 4.186 kJ)。

表10-2 不同工作性质的人群每日能量的推荐摄入量

单位：kcal/（kg·d）

工作性质	消瘦	正常	超重/肥胖
重体力劳动	45~50	40	35
中体力劳动	40	30~35	30
轻体力劳动	35	25~30	20~25

糖尿病肾病饮食与单纯糖尿病饮食有什么不同？

首先，与糖尿病患者相比，糖尿病肾病患者需要控制蛋白质的摄入量，多食用植物蛋白，少食用动物蛋白。

其次，糖尿病肾病患者需要严格控制磷、钠、钾等矿物质的摄入量。

1. 钠的摄入

日常饮食中要避免食用加工罐头、腌制食品、酱料等高钠食物，但是切记少放盐不等于放低钠盐，因为低钠盐是用钾替代了钠，所以低钠盐等于高钾盐，往往会引起高钾血症。对于肾脏病患者，我们强调不能食用低钠盐。

2. 钾的摄入

糖尿病肾病患者需要特别注意含钾高的食物：① 低钠盐；② 几乎所有的果干及坚果，如杏干、无花果干、提子干、榛子等；③ 豆类及豆制品，如大豆、蚕豆、绿豆、黑豆、赤豆等；④ 菌类，如银耳、蘑菇、木耳等；⑤ 腌制食品，如腌菜、酱菜等；⑥ 海产品，如紫菜、虾米、海带；⑦ 部分蔬菜，如扁豆、竹笋、菠菜等；⑧ 薯类，如番薯、马铃薯等；⑨ 部分水果及果汁、饮料，如香蕉、橙子、橘子、猕猴桃、啤酒、功能饮料等。烹饪时，建议将蔬菜用水氽烫过再炒，这样可以让钾离子部分溶解在水里，从而降低蔬菜中钾的含量。

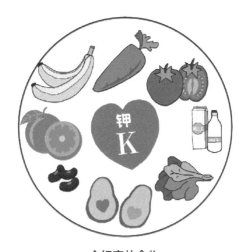

含钾高的食物

3. 磷的摄入

糖尿病患者通常会将白米饭改为糙米饭、五谷饭等高纤维食品去控制糖分。但是，当糖尿病合并糖尿病肾病时，患者肾脏排磷减少，常常合并高磷血症，而糙米、五谷等有胚芽的谷物因为含磷量高，并不适合糖尿病肾病患者食用。高磷的食物包括：① 谷类，如黑米、小米、大麦、荞麦、麦片等；② 豆类及豆制品，如绿豆、黄豆、青豆、豆腐干等；③ 肉蛋类，如河蟹、猪肝、松花蛋、虾米、鳕鱼、牛肉干等；④ 奶类及奶制品，如酸奶、全脂加糖奶粉、奶酪等；⑤ 坚果类，如西瓜子仁、南瓜子仁、葵花子仁等；⑥ 蔬菜水果类，如石榴、花椰菜、香菇、蘑菇、银耳、豇豆、豆角、菠菜、豌豆苗等；⑦ 调味品、加工食品，如辣椒粉、咖喱粉、芝麻酱、香肠、火腿等；⑧ 饮料，如咖啡、奶茶、碳酸饮料、啤酒等。

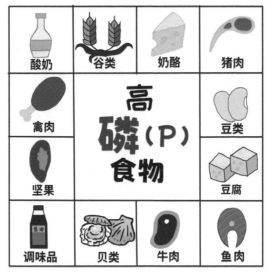

高磷食物

肾脏病患者为什么要写饮食日记？

随着肾功能的逐渐下降，饮食方面的限制或要求越来越多。饮食日记有助于发现饮食中的不合理之处，养成科学的饮食习惯，为饮食治疗提供科学依据。根据饮食记录，营养师及医护人员还可以对存在的问题提出有针对性的指导，结合病情开出个性化的"饮食处方"。

肾脏病患者饮食日记怎么写？

饮食日记为常用的饮食评估方法，肾脏病患者或其家属在营养科医生和护士的指导下，通过食物称重连续记录3日的饮食情况，再经专业食谱计算软件得到患者详细的营养成分摄入情况。结合病情及饮食执行情况加以分析，指出饮食摄入的实际情况与饮食医嘱之间的差距，检验患者低蛋白饮食的效果，指导其不断调整优化、改善饮食结构。

记录饮食日记时需要注意以下几点问题：

（1）记录前应先接受相关指导和培训，最初几次记录后要及时进行反馈，经专业人士指导后做到规范记录。

（2）每天准确记录全天 24 小时所进食的食物，尽量详尽，做到不缺不漏。记录内容包括食物的名称、摄入量、烹饪方法，也包括耗油量、调味品用量、饮水量等。

（3）记录的食物重量通常指生重，记录单位要统一，如固体食物为克，液体食物为毫升。

（4）混合性食物如包子、饺子、馄饨、馅饼等，应按所用生面及馅（如肉和菜及其他配料）的名称、重量分别记录。

（5）记录本随身携带，尽量减少外出进食。购买有外包装的食品时养成查看成分的习惯，尽量不购买成分不明的食品。

（6）饮食日记中可添加服药情况和本月的相关化验指标。

（7）根据化验指标，改善不良饮食习惯，遵医嘱寻找替代食品，逐步建立适合自己的科学饮食习惯。

慢性肾脏病患者可以运动吗？

很多慢性肾脏病患者都觉得肾脏不好了，应该不能运动了，但事实并非如此。合适的运动可以预防和治疗肥胖、高血压及糖尿病，提高心肺耐量，降低心血管事件的发生率，而肥胖、高血压、糖尿病等都是诱发肾脏病及使病情加重的重要原因。另外，运动可以改善食欲，增加肌肉的力量，缓解机体炎症状态，减少感冒的发生，这些都对肾脏有益。相反，越不运动，身体状况越差，预后越差。但是，出现以下情况的慢性肾脏病患者不适合运动：血压控制不佳（ >180/110 mmHg 或 <90/60 mmHg），血糖控制不佳（ >13.8 mmol/L 或 <5.5 mmol/L），新近发生心肌梗死或不稳定型心绞痛，肾炎急性发作期合并严重水肿或合并深静脉血栓形成等情况。

慢性肾脏病患者如何运动？

尽管大多数人都知道运动有益健康，但最新数据发现有 2/3 的慢性肾脏病患者运动量达不到指南要求。绝大多数慢性肾脏病患者在病情得到初步控制后即可参加适当的锻炼。2020 年，改善全球肾病预后组织（KIDIGO）指南推荐合并糖尿病的慢性肾脏病患者每周累计进行至少150 分钟的中等强度（或者患者心脏及身体能够耐受）的体育活动。

适合慢性肾脏病患者的运动主要有：① 有氧运动，常见的有步行、慢跑、滑冰、游泳、骑自行车、跳健身舞、跳韵律操等；② 抗阻运动，常见的有拉伸拉力器或者弹力绷带、抬举哑铃、做仰卧起坐、做俯卧撑等。有氧运动通常在日常活动中即可完成，比较方便；而抗阻运动最好在专业医生指导下完成，适合肌肉耐力不足的慢性肾脏病患者。

常见不同强度的运动见表 10-3。

表 10-3　常见不同强度的运动类型

强度	运动类型
轻度运动	慢走、做家务（烹饪、清洁等）
中等强度运动	快走、练习瑜伽、骑自行车、游泳
激烈运动	跑步、举重、快速骑自行车、快速游泳、跳健身操

运动时要注意什么？

1. 低频次、低强度开始，循序渐进

运动强度和持续时间应该根据自身身体状况而定，逐渐增加强度或延长运动时间。2019 年我国成人慢性肾脏病患者运动康复的专家共识指出的简易运动能力测试方法见表 10-4。

表 10-4　慢性肾脏病患者简易运动能力测试方法

测试方法	测试细节	指标	评估目标
6 分钟步行实验	受试者在平直硬地面 6 分钟内能够行走的最大距离，允许其按照自己的节奏行走，如有需要也可以休息	6 分钟内步行的距离	有氧运动能力或体能状况
坐立试验	受试者从坐位完全站起，再完全坐下，重复 30 秒	30 秒内完成的次数	下肢肌肉肌力和耐力

续表

测试方法	测试细节	指标	评估目标
起立行走试验	受试者坐在专用椅子上，按照要求站起并向前行走3米，然后转身走回去再坐下	从受试者从椅子上站起时开始计时，当其回到椅子坐下后结束计时。测量3次取平均值	移动/运动能力

2. 配备监测设备

一些监测设备，如运动手表，可随时监测心率等指标，实时掌握运动量及耐受情况。

3. 把握好运动强度

通常以运动时心率及运动后血压为判断运动强度的指标。通常情况下，脉搏每分钟不宜超过120次，如果每分钟超过130次，说明强度过大，应降低运动强度。若出现脉搏次数减少或脉率不齐，应立即停止锻炼，及时就医。运动过程中血压可以有波动，但以运动后半个小时内恢复至运动前状况为佳。另外，如果运动后出现食欲下降、失眠、肌肉酸痛甚至厌倦感，应考虑是否运动过量并及时调整。

在运动过程中，患者尤其要注意自我感觉，出现不适状况，如胸痛、胸闷、头晕、气短、肌肉痉挛等情况，应立即停止运动。另外，糖尿病肾病患者外出运动时最好结伴而行，携带糖果及糖尿病病情卡，以便出现低血糖时自救或请求他人帮忙。

总之，肾脏病患者要根据自身情况，采取安全的运动方式锻炼身体。

肾脏病患者运动时如何选择食物以增加能量？

运动往往会增加人体对能量的需求，但肾脏病患者通常要低磷、优质低蛋白饮食，因此我们可以选择"无蛋白质食物"来增加能量。近年来，市面上出现了"无蛋白质大米""无蛋白质面包"，这些食物在补充能量的同时，几乎不含蛋白质、磷、钾、钠，被称为"绿色动力燃料"，是肾脏病患者新的选择。

高血压患者需要注意些什么？

（1）正规降压治疗，不随意停药、减药。日常监测血压，目标控制在 140/90 mmHg 以下。如果能耐受，建议血压控制在 130/80 mmHg 以下。

（2）定期体检复查尿常规，尿微量白蛋白，血常规，肾功能（尿素氮、肌酐、尿酸、胱抑素 C），肾脏彩超（观察肾脏大小、皮髓质分界情况），等等。

（3）积极治疗糖尿病、高脂血症等，延缓肾小动脉硬化过程。

（4）保持良好的心态，注意劳逸结合，低盐、低脂饮食，戒烟限酒，适当进行体育锻炼，控制体重。

（5）恶性高血压患者降压须缓慢，因为血压过低会造成肾脏血流灌注减少，反而会加重肾脏损伤。

（6）出现肾功能损害时，避免服用肾毒性药物，预防感染，避免过度劳累、情绪激动等。

哪些人需要进行糖尿病肾病的早期筛查？多久筛查一次？

糖尿病患者具有以下情况之一时，建议进行常规肾损伤评估：

（1）2 型糖尿病确诊时。

（2）1 型糖尿病确诊 5 年以上。

（3）尿常规异常。

（4）合并视网膜病变。

（5）合并高血压。

（6）合并血脂异常。

（7）合并肾移植。

（8）存在其他怀疑肾损伤的因素时。

常规肾损伤评估包括尿液检查、血液检查等，可在早期发现糖尿病肾病。每年应至少筛查一次。

糖尿病肾病患者要怎么吃？在生活习惯上需要注意什么？

1. 能量

推荐糖尿病肾病患者每日能量的摄入量为每千克体重 25～30 kcal，其中碳水化合物提供 50%～65%，蛋白质提供 15%～20%。

2. 碳水化合物

尽量选择血糖生成指数（GI）较低的碳水化合物。GI 反映的是一种食物升高血糖的速度和能力。GI 高的食物进入肠道后消化快、吸收好，导致血糖迅速升高；而 GI 低的食物由于进入肠道后停留的时间长，吸收缓慢，血糖升高慢，人体有足够的时间合成和释放降血糖的物质——胰岛素，使血糖不至于飙升。不同的食物有不同的 GI，＞70 为高 GI 食物，≤55 为低 GI 食物。一般来说，单糖、膳食纤维含量低、谷类颗粒碾度细、淀粉糊化程度高、脂肪与蛋白质含量低的食物，GI 高。《中国居民膳食指南（2016）》将常见食物的 GI 做了简要的汇总（表10-5），可以作为饮食参考。

表 10-5　常见食物的 GI

食物名称	GI	食物名称	GI	食物名称	GI
大米饭	83	毛芋	48	香蕉	52
馒头	88	山药	51	猕猴桃	52
白面包	106	南瓜	75	柑橘	43
面包（全麦粉）	69	苏打饼干	72	葡萄	43
面条（小麦粉）	82	酸奶	48	葡萄干	64
烙饼	80	牛奶	28	梨	36
油条	75	胡萝卜	71	苹果	36
甜玉米（煮）	55	扁豆	38	桃	28
玉米糁粥	52	四季豆	27	柚子	25
小米饭	71	绿豆	27	樱桃	22
大麦粉	66	大豆（煮）	18	葡萄糖	100
荞麦面条	59	花生	14	麦芽糖	105
燕麦麸	55	芹菜	＜15	绵白糖	84
土豆	66	西瓜	72	果糖	23
红薯（甜、煮）	77	菠萝	66	蜂蜜	73

注：数据引自《中国居民膳食指南（2016）》。

3. 蛋白质

推荐未进行透析治疗的糖尿病肾病患者每日蛋白质摄入量为每千克体重 0.8 g，而透析患者常存在营养不良，可适当增加蛋白质摄入量至 1.0 ~ 1.2 g／（kg·d）。

4. 脂肪

推荐糖尿病肾病患者每日脂肪摄入量为每千克体重 1.3 ~ 1.7 g。膳食中应减少饱和脂肪酸和反式脂肪酸（如人造黄油、奶油、牛油、猪油、咖啡伴侣、西式糕点、薯片、炸薯条、珍珠奶茶等）的摄入，适当提高 ω-3 多不饱和脂肪酸和单不饱和脂肪酸（如亚麻油、鱼油等）的摄入。

5. 钠

推荐糖尿病肾病非透析患者每日钠摄入量为 1.5 ~ 2.0 g（相当于氯化钠 3.75 ~ 5 g），透析患者每日钠摄入量应控制在 2.0 ~ 2.3 g（相当于氯化钠 5 ~ 5.75 g）。

6. 维生素

推荐适量补充维生素 C、维生素 B 及叶酸。

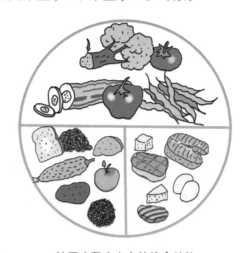

糖尿病肾病患者的饮食结构

此外，糖尿病肾病患者应该根据自身情况进行合理和规律且与心肺功能相匹配（如每周 5 次、每次 30 分钟，每周至少 150 分钟）的运动，如健步走、打乒乓球、打太极拳、打羽毛球、骑车和游泳等。同时控制体重指数在 18.5～24.9 kg/m^2，戒烟或减少吸烟。

民间"以形补形""吃什么补什么"的说法准确吗？得了肾脏病应该吃什么食物补肾？

很多老百姓认为得了肾脏病就是肾脏"亏虚"了，需要用食物"补充"。然而，临床上并没有特别用来保护肾脏的食物，只要能减轻肾脏负担，降低损伤肾脏的可能性，就相当于保护肾脏了。有些食物，如高盐、高脂、高嘌呤食物，长期摄入很可能对肾脏造成损伤。肾脏病患者应当遵循低盐、低脂、优质蛋白饮食的原则。

肾脏病患者日常生活中的注意事项有哪些？

（1）注意气候变化，保持个人卫生，注意预防呼吸道感染。

（2）推荐规律的作息和健康的生活方式，不要勉强自己的身体，避免造成睡眠不足、过度劳累等情况。

（3）避免情绪紧张。情绪紧张时，到达肾脏的血流量减少，肾脏的功能就会降低。

（4）避免过度运动，以防加重肾脏负担。

（5）关于饮食、服药，请遵守医务人员的指导。

肾脏病患者如何做好病情自我监测？

日常生活中多注意观察个人血压、血糖等的变化，以及突然出现的身体不适症状，如头晕、头痛、恶心、呕吐、腰疼、少尿、水肿、乏力、夜尿多、口臭、胃部不适等相关并发症的症状，如有发生，须及时就诊。

肾脏病患者为什么需要定期随访？

慢性肾脏病不仅病程较长、恢复较慢，而且病情容易受很多因素影响，如各种感染、外受风寒、疲劳、饮食不当或其他组织器官疾病等。有时这些因素很难预防，容易导致肾脏病反复发作，所以建议定期做好肾功能的评估。

医生会根据病情变化或发展情况，及时进行针对性的防治指导，使患者能更好地稳定病情、巩固疗效。这项工作对患者的康复起着极其重要的作用。

肾脏病患者可以吸烟吗？

香烟中的尼古丁会使肾脏的血管变硬，进而加重肾功能的损害；同时，吸烟导致血压上升，使肾血流量减少，引起肾脏缺血、缺氧状态，进而损伤肾脏细胞，加重肾损伤。所以肾脏病患者务必戒烟，远离二手烟。

肾脏病患者生活中该如何预防高尿酸？

1. 饮食

肾脏病患者要多吃素，少吃肉，远离动物内脏和海鲜。

2. 限酒

啤酒会严重抑制尿酸的排泄，白酒、红酒次之，肾脏病患者最好不要饮酒。

3. 饮水

一个人的正常饮水量要达到每天 1 500 mL，饮水量过少可能导致肾结石的患病风险增大。

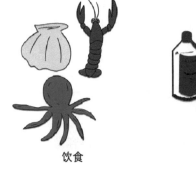

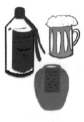

饮食   限酒   饮水

4. 运动

每天保持 30 分钟以上的运动量，慢跑、快走、打羽毛球、打乒乓球、打太极拳都可以，不要太剧烈就好。

另外，人到中年，肾功能会逐渐减退，最好能每年做一次尿液检查，做到早发现、早治疗。

在生活中，哪些饮食习惯正在损伤我们的肾脏？

在日常生活中，爱吃甜食、爱吃肉、口味重等饮食嗜好，可能正在加速对肾脏的损害。

1. 爱吃甜食

甜味饮料和甜品是很多人的最爱，然而这些食物不仅热量高，易导致肥胖，而且糖类会促进食物中草酸的吸收，引起血中草酸盐水平升高，沉积在肾脏中形成结晶，日积月累后就会形成结石。结石会造成肾内微梗阻，从而对肾脏造成损伤。因此，日常饮食中应控制糖的摄入量。参考世界卫生组织建议，成人每天游离糖（指添加糖，如甜味饮

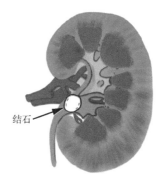

结石

肾结石

料、浓缩果汁、蜂蜜等中的糖分，不包括天然食物中的糖分）的摄入量应不超过 50 g，儿童应不超过 25 g。

2. 爱吃肉

肉类中含有大量的蛋白质，它们进入人体后分解代谢的产物需要经过肾脏转运排出体外，如果肾脏长期高负荷运转，会不堪重负，加快对肾脏功能的损害。因此，对于肾功能已经出现损伤者来说，要严格控制蛋白质的摄入，摄入量应不超过每日每千克体重 1 g，以体重 70 kg 的人计算，即他每日摄入的蛋白质不能超过 70 g。一旦出现肾功能下降，则应进一步减少摄入量，此时除了主食中的蛋白质外，从其他食物中摄入的蛋白质的量就要受到限制，一般每餐中只能加一些肉丝小荤。

3. 口味重

不少人喜欢吃浓油赤酱的重口味菜品，然而重口味饮食极易造成盐

摄入过量，导致水钠潴留，增加血管壁压力，从而使血压升高，而长期高血压又是导致肾脏受损的重要诱因。因此，严格控制盐的摄入量，按照世界卫生组织推荐的标准，成年人每日食盐摄入应不超过 6 g。

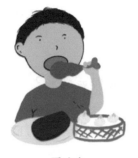

爱吃肉

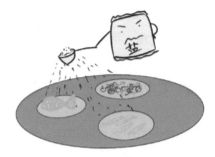

口味重

贫血的您补对了吗？花生衣、红枣真的能补血吗？

肾性贫血是慢性肾脏病常见的并发症之一。正常情况下，肾脏可以分泌促红细胞生成素，促进红细胞生成。当肾功能损伤时，促红细胞生成素合成明显减少，从而导致肾性贫血的发生。

（1）花生衣、红枣中的铁是三价铁，不能直接被人体吸收；而动物性食物中的铁是二价铁，可以直接被人体吸收。

（2）维生素 C 能促进肠道内铁的吸收，因此慢性肾脏病患者要多吃富含维生素 C 的食物，如新鲜的蔬菜、水果。

（3）草酸、鞣酸含量高的食物会抑制铁的吸收，要限制食用，如浓茶、菠菜、柿子等。

（4）食欲差或有恶心、呕吐症状的慢性肾脏病患者，可以少量多餐进食。

控制饮水量的小技巧，您知道吗？

（1）每日水分摄取量是在每日尿量的基础上再增加 500 ~ 700 mL。

（2）除了饮用水外，所有汤汤水水都必须计算进去。

（3）夏日或者运动大量流汗时，可再增加 200 mL 的水分摄入。

（4）水分增加太多会增加心脏的负荷，造成气喘或高血压的状况，甚至引起急性肺水肿，出现头痛、恶心、呕吐等不适状况。

（5）除了限水外，也须留意平日饮食调味，避免食物过咸或食用罐头类的食物。过咸的或罐头类的食物除了会引起口渴外，也会使水分容易滞留在人体内。

（6）少进食含水量较多的食物，如稀饭、汤面、豆腐、布丁、果冻、冰激凌等。

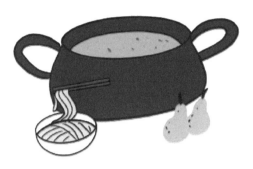

含水量较多的食物

如何防治高钾血症？

对于慢性肾衰竭患者，由于肾脏排钾功能逐渐下降，若在饮食中不限制钾的摄入量，同时合并服用一些会导致血钾升高的药物如安体舒通、ACEI/ARB类降压药物及食用低钠盐等，那么在以上多种因素的共同作用下，非常容易发生高钾血症，影响患者的健康与生命安全。因此，患者在日常饮食中应注意减少或避免含钾高的食物的摄入。

白蛋白不达标的透析患者能多吃鱼肉吗？

白蛋白是代表身体营养状况的重要指标，透析患者每日蛋白质的摄入量建议为每千克体重1.2 g（如体重为50 kg，摄入量为$50 \times 1.2 = 60$ g）。与此同时，磷/蛋白质比，即每100 g某种食物中含有的磷（mg）与含有的蛋白质（g）的比值，也很重要。同样的蛋白质摄入量，食用低磷/蛋白质比的食物，吃进人体内的磷更少，这样在蛋白质摄入量能够维持人体营养状态的前提下，能降低磷的摄入量。

常见食物的磷/蛋白质比见表10-6。

表10-6 常见食物的磷/蛋白质比

磷/蛋白质比的范围/(mg·g^{-1})	食物品种	总量	磷/mg	蛋白质/g	磷/蛋白质比/(mg·g^{-1})
<5	鸡蛋白	1个,大	5	3.6	1.4
	猪皮	100 g	85	61.4	1.4
	海参	100 g	28	16.5	1.7
5~10	鸭胸脯肉	100 g	86	15	5.7
	金华火腿	100 g	125	16.4	7.6
	鸡肉	100 g	156	19.3	8.1
	香肠	100 g	198	24.1	8.2
	牛肉	100 g	168	19.9	8.4
	猪肉	100 g	189	20.3	9.3
	鳕鱼	100 g	223	22.9	9.7
10~15	粉皮	100 g	2	0.2	10
	面包	100 g	107	8.3	12.9
	带鱼	100 g	191	17.7	10.8
	稻米	100 g	110	7.4	14.9
>25	小米		229	9	25.4
	鸡蛋香肠三明治	1个	562	20	28.1
	低脂牛奶	30 mL	229	8.1	28.3
	腰果	100 g	490	15.2	32.3
	银耳	100 g	369	10	36.9
	酱油	100 g	204	5.6	36.4

透析患者要少喝水，那到底能喝多少水呢?

因为透析患者大多数都已经无尿，摄入的水分不能通过尿液排出体外，水分在人体内潴留过多会引起水肿，严重的话会引发心力衰竭、呼吸衰竭等严重并发症。喝水要遵循量出为入的原则，每日水分摄入量等于前一日尿量+500 mL，包括水果和食物中的水分。所以在两次透析间期体重的增加以不能超过干体重的5%作为标准，如果是50 kg的患者，那么体重就不能超过52.5 kg。

透析需要控水，那能喝牛奶吗？

维持性血液透析患者优质蛋白质的补充来自肉、鱼、豆、蛋类及牛奶的摄入。牛奶虽然是优质蛋白质的来源，但含磷量较高，所以最好在营养师的指导下摄取一定的分量，一天最多喝一袋（240 mL）。现在有专为透析患者设计的营养补充品，适量蛋白质、低磷、低钾、低钠、浓缩液体，可给透析患者作为营养补充。

透析了不能多喝水，觉得口渴怎么办？

透析之后不能想喝水就喝，更不能想喝多少就喝多少，那口渴时怎么办？尤其是夏天，气温高，出汗多，更易口渴。首先，要降低喝水的需求，要避免进食盐分高的食物，如腌制食品、罐头食品及一些含盐高的调料等。其次，可在水中加新鲜柠檬片或薄荷叶，也可将柠檬薄荷水制成小冰块，或将水果切成小块冷冻，口渴时含在口中让其慢慢融化，以减轻口渴感，还可以嚼口香糖或吃带苦味的食物刺激唾液分泌，等等。

很多养生节目和报刊都让人多吃水果补充维生素 C，透析患者能吃吗？

水果富含维生素、矿物质及膳食纤维，对人体益处多，而大多数水果都含有丰富的钾离子。透析患者因为肾功能不全，机体不能顺利排出钾离子，食用过多会导致钾蓄积而产生危害，如手脚及口唇麻木、肌无力、心律失常，甚至心脏骤停，危及生命。如果想吃水果，建议每日控制在 200 g 左右，高钾、低钾的水果应错开食用，避免高钾血症的发生。

建议想吃水果时，吃下表（表 10-7）中的这些水果解解馋吧！

表 10-7　不同含钾量水果食谱

分类	水果种类
高钾水果	山楂、杏、枣、樱桃、石榴、无花果、芭蕉、桂圆、番石榴、波罗蜜、椰子
中等钾水果	苹果、桃子、李子、葡萄、柿子、猕猴桃、草莓、橙子、橘子、菠萝、荔枝、杜果、香蕉、哈密瓜
低钾水果	橄榄（白榄）、木瓜、桑葚、雪梨、芦柑、西瓜、人参果

都说鸡汤很营养，透析患者能跟以前一样喝鸡汤吗？

老百姓觉得鸡汤鲜美、营养，那是因为鸡汤里有少许游离的氨基酸，但其实鸡肉里所含的蛋白质胜过鸡汤，营养价值更高，而且鸡肉中含有的钾离子经过烹煮后，大多数会溶于鸡汤中，使鸡汤成为高钾食物。所以透析患者喝鸡汤不如吃鸡肉更能补充所需的蛋白质哟！

透析患者维持营养的关键是保证能量和蛋白质的供应，那能量来自哪里呢？

透析患者营养治疗的主要目的在于改善营养不良，关键在于保证能量和蛋白质的供应。充足的能量是提高营养状态的前提，以满足机体活动及治疗本身的需要。能量主要来自碳水化合物和脂肪，食物能量的组成上，碳水化合物占 60% ~ 65%，脂肪占 35% ~ 40%。碳水化合物应以多糖为主，如米饭、面食等，限制单糖如水果、蜂蜜及双糖如白糖、小麦等的摄入，避免产生或加重高甘油三酯血症。另外，蛋白质由必需氨基酸和非必需氨基酸组成，必需氨基酸是身体的必要物质，在人体内无法合成，需要从饮食中摄入，因此食物中的蛋白质摄入应以高生物效价的优质蛋白为主。

透析患者体内含磷太高，那磷是从哪里来的呢？

透析患者高磷血症和钙磷沉积升高易导致血管、软组织钙化，从而影响生活质量和生存率。磷在食物中广泛存在，大致分为有机磷和无机磷两大类。有机磷主要存在于蛋白质丰富的食物中。磷是食物制品中防腐剂和添加剂的主要成分之一，添加剂中的磷是无机磷，未与蛋白质结合，透析患者更要重视食品添加剂中无机磷的问题。90%的无机磷可被肠道吸收，而动物来源的有机磷吸收率是40%~60%，植物来源的则更低。常见的含有无机磷的食物包括某些饮料（如可乐）、加工过的肉制品、速食食物、便当、饼干、速溶食物、谷物、奶酪、冷冻的烘烤产品等。因此，透析患者在购买加工食物的时候，包装上如果有磷酸二钠、磷酸三钠、三聚磷酸二钠、三聚磷酸钾、焦磷酸钠、六偏磷酸钠、磷酸二氢钠这些字眼，最好不要选择这些食物。

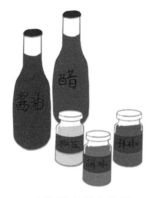

看不见的磷在这里

都说血磷高不好，那是不是血磷越低越好呢？

食物中的蛋白质是磷的主要来源，透析患者长期低磷血症可引起骨软化病，严重者可引起呼吸肌麻痹和血红蛋白结合氧能力下降，甚至导致透析时呼吸停止。有研究表明，血磷越低，提示患者营养状态越差，死亡风险越高。所以，在限磷的同时，也要保证蛋白质、不饱和脂肪酸、钙和B族维生素的摄入，即在保证饮食多样化的同时，也要保证其均衡。建议透析患者每日每千克体重蛋白质摄入量为1.2 g，这样能够维持较好的营养状态并有助于减轻高磷血症。

透析患者营养不良都有哪些特点呢？

从临床看，透析时间长的患者营养不良发生率显著高于透析时间短的患者。透析时间在 12 个月以内的患者大多营养状况良好，时间大于 12 个月的患者营养不良发生率随时间延长而增高。年龄 60 岁以上的老年透析患者，营养不良的程度较重。因此，对于老年透析患者，应及早注意预防营养不良的发生。营养状况低下可使透析患者有疲乏、萎靡不振等症状，还可导致其免疫功能障碍，易发生感染。感染是透析患者常见并发症，可加重营养不良，营养不良是透析患者的主要死亡原因之一。分析判断透析患者的营养状况，尽早发现并纠正透析患者的营养不良，对进一步改善透析患者的生活质量有着十分重要的意义。

什么是肉碱？透析患者为什么需要补充肉碱呢？

肉碱主要来自肉类食物，也可在肝脏由赖氨酸合成。慢性肾衰竭和透析患者由于肉碱代谢的异常，可产生骨骼肌病、心肌病、心律失常及透析过程中的肌肉痉挛、低血压等。目前临床上使用的左旋肉碱可以改善脂质代谢紊乱、胰岛素抵抗，改善钙、磷、骨骼肌及骨代谢，纠正肾性贫血，降低氧化应激和炎症状态，减少心血管并发症的发生。

您知道透析患者每日营养物质需要量吗？

透析患者几乎都存在程度不等的营养不良，一些患者的营养不良处于早期，不易被察觉或不被患者所重视，所以要普及营养治疗的常识，使透析患者及其家属在日常饮食中学会进行自我调节，改善营养状态。维持性透析患者每日营养物质需要量见表 10-8。

表 10-8　维持性透析患者每日营养物质需要量

类别	血液透析	腹膜透析
蛋白质	1.2 g/kg	1.2 ~ 1.5 g/kg
能量	> 35 kcal/kg	> 35 kcal/kg
碳水化合物	12%	15%
脂肪	25% ~ 30%	25% ~ 30%
胆固醇	300 ~ 400 mg	300 ~ 400 mg
多不饱和脂肪酸/饱和脂肪酸	1.5 : 1	1.5 : 1
粗纤维	25 g	25 g
钠	1 g + 2 g/L（尿量）	1 ~ 4 g + 2 g/L（尿量）
钾	2 g + 1 g/L（尿量）	3 g + 1 g/L（尿量）
钙	饮食 + 1.2 g	饮食 + 1.2 g
磷	0.6 ~ 1.2 g	0.6 ~ 1.2 g
镁	0.2 ~ 0.3 g	0.2 ~ 0.3 g
铁	100 ~ 150 mg	10 ~ 18 mg
锌	20 mg	20 mg
维生素 C	150 mg	150 mg
叶酸	1 mg	1 mg

运动对血液透析患者有哪些好处？

运动能改善血液透析患者钙磷代谢、营养状态、生活质量、心理与睡眠状况，防止肌肉萎缩，提高免疫力、心肺功能与透析充分性，还有助于控制血压与血糖。

血液透析患者的运动处方应根据哪些原则制订？

运动处方是指导人们有目的、有计划、科学地进行运动训练的个性化方案。一个运动处方应包括运动频率（frequency）、运动强度（intensity）、运动时间（time）和运动类型（type）4 个要素，即 FITT 原则。在康复医师的指导下，对于规律运动的血液透析患者每 6 个月评定 1 次。

血液透析患者运动的频率是多少？

运动频率是指每周运动的次数。通常血液透析患者的运动频率为每周 3～5 次，每次运动时间为 30～60 分钟。但是，维持性血液透析患者刚开始运动时，可能连低强度的运动几分钟都无法维持。这些患者可以在物理治疗师的协助下，进行被动床上运动，缩短初始运动时间，从低强度的运动开始，循序渐进，增加运动强度和持续时间。

血液透析患者运动的强度是怎么划分的？

（1）低强度运动：通常包括简单的日常体力活动，如做家务、做园艺、逛街等。低强度的运动常作为老年人有明显合并症、有已知心血管疾病或高心血管疾病风险，以及长期不运动的维持性血液透析患者的初始运动处方。

（2）中等强度运动：指达到最大摄氧量的 50%～70% 的运动。中等强度的运动训练会增加呼吸频率和心率，使之略高于休息水平。这一强度的运动可使心血管功能获益。

（3）高强度运动：指达到最大氧耗量的 80% 以上的运动。病情稳定、经常运动且无心血管疾病风险的年轻维持性血液透析患者可以尝试进行更高强度的运动训练。

一般以中低强度的运动为宜，心率不超过最大心率的 60%～70%，即（220－年龄）×（60%～70%）；或主观疲劳感觉评分 12～16 分（表 10-9），即自我感觉稍累或累，但又不精疲力竭的状态。

表 10-9　主观疲劳感觉评价（RPE）评分标准

RPE 评分/分	主观疲劳感觉
6	安静，不费力
7	极其轻松
8	极其轻松
9	很轻松
10	轻松

续表

RPE 评分/分	主观疲劳感觉
11	轻松
12	有点吃力
13	有点吃力
14	有点吃力
15	吃力
16	非常吃力
17	非常吃力
18	非常吃力
19	极其吃力
20	筋疲力尽

血液透析患者什么时候运动为好？

（1）非透析期：饭后 2 小时，睡前至少 1 小时，早晨与傍晚为佳。

（2）透析期：透析治疗开始后的 30 分钟至 2 小时内进行，避免高血压、肌肉痉挛、低血糖等并发症。

血液透析患者运动康复的类型有哪些？

1. 柔韧性训练

该类运动主要增强颈椎关节、上肢和下肢关节、骶髂关节的活动性，便于步行、弯腰、下蹲等日常活动的完成。

2. 有氧运动

非透析期可行走（散步或快走）、慢跑、游泳、爬山、骑自行车、做保健操、打太极拳、跳广场舞、练八段锦等。散步是常见的、经济的有氧运动形式，对健康有多种益处，且副作用很少。

透析过程中可骑脚踏车等，即使对老年维持性血液透析患者也是安全的，它可以帮助其增加下肢肌肉力量，使其行走能力显著改善。

3. 抗阻运动

透析期及非透析期均可进行非内瘘侧上肢或双上肢举哑铃、弹力带训练、进行性脚踝负重、阻力带训练、膝盖伸展运动、髋关节屈曲、踝伸屈运动、递增式的仰卧抬腿等运动。

注意事项：每日或每次进行有氧运动和抗阻运动前都应进行充分的柔韧性训练。

血液透析患者如何进行联合运动？

一个完整的运动计划应该由柔韧性训练、有氧运动和抗阻运动共同组成，并应根据个人康复目标、治疗需求和生活环境进行个体化的设定。

太极拳是一项安全且有趣味性的综合性运动，它可以改善心肺功能，提高身体灵活性及肌肉力量等，对维持性血液透析患者的生理、心理健康均有益处。

血液透析患者运动的注意事项有哪些？

（1）注意周围环境气候，选择平坦无障碍、环境安静、空气清新的场地，夏天避免中午艳阳高照时运动，冬天要注意保暖，防止中风。

（2）运动前先测血压、脉搏，以了解是否可以进行运动。

（3）运动勿过量或强度过大，要采取循序渐进的方式来增加活动量。

（4）运动时切勿空腹，以免发生低血糖。运动应在饭后 1~2 小时后进行。

（5）穿着舒适、吸汗的衣服，选棉质衣服、运动鞋等是必要的。

（6）病情稳定的维持性血液透析患者可以进行透析中运动，坚持控制饮食和控制饮水的维持性血液透析患者可以选择在透析日进行中等强度的运动训练。

（7）对于卧床的维持性血液透析患者可以在物理治疗师的协助下，利用其残余肢体运动功能进行运动，或是使用合适的康复器械进行运动训练，也可以在座椅上进行上肢肌肉及柔韧性的训练。

（8）维持性血液透析患者运动训练时必须特别注意避免损害血管

通路，在运动时对中心静脉置管和动静脉瘘进行适当的保护，可以降低运动损伤的风险。

（9）康复中心运动或家庭运动计划可以安排在非透析日或透析后的第一天进行。

血液透析患者终止运动的指征是什么？

当出现下列情况时，须立即停止运动。

（1）胸、臂、颈或下颌等部位有烧灼痛、酸痛、缩窄感或充实感。

（2）明显气喘，交谈困难。

（3）明显头晕、黑蒙，周身无力。

（4）心律不齐或心率过快。

（5）肌肉痉挛。

（6）关节疼痛等其他明显不适。

血液透析患者运动的禁忌证是什么？

透析方案及服药方案改变初期、发热、严重心血管病变、血压过高（超过 180/110 mmHg）、血压过低（低于 90/60 mmHg）、视网膜病变、体能状况恶化、未控制好血糖的糖尿病、严重贫血（血红蛋白 <60 g/L）、发生过骨折的肾性骨营养不良或运动可能加重关节、骨骼病变等，均是运动的禁忌证。透析间期体重增加 >5% 干体重时，不宜进行透析期运动。

肾移植受者需要注意哪些生活小细节？

肾移植受者要保持良好的精神状态，保持稳定、乐观的情绪，提高自身修养，心胸豁达，正确对待疾病及生活中遇到的问题，树立战胜一切困难的决心和信心，乐观地面对现实，积极地配合治疗。应做到作息规律，起居有节，适当活动，劳逸结合，避免劳累，回归社会，实现自我。

肾移植受者的饮食应注意什么?

肾移植受者要做到饮食规律,少量多餐,营养均衡。食用优质蛋白、低脂肪、低糖、低盐、富含多种维生素、易消化的食物。为防止骨质疏松发生,可间断食用含钙丰富的食物,必要时遵医嘱补充钙剂,注意防止补钙过量,以免加重肾脏负担。除此之外,戒烟,戒酒,减少或避免食用辛辣、刺激的食物也很重要。具体注意以下几点:

(1)注意饮食卫生。不食用未烧熟的食物;不食用隔餐剩食;不食用已有烂疤的水果;不食用切开后放置几小时的水果。

(2)禁食人参、蜂王浆、灵芝等免疫增强剂。避免食用葡萄和西柚,以免影响免疫抑制剂药物浓度。

(3)牛奶易引起腹胀,术后早期(1~2日)胃肠蠕动未完全恢复时不宜饮用,待胃肠蠕动恢复后可以饮用。牛奶含钙质,适于补钙。最好选用低脂奶或脱脂奶。

(4)酸奶可调节肠道菌群,缓解腹胀。胃肠道功能紊乱及肝病患者均可食用。

(5)食用新鲜蔬菜有利于补充多种维生素,并利于通便。

(6)西瓜利尿、解暑。

(7)摄入合适的优质蛋白食物,如瘦肉、河鱼、鸡蛋、鸡、鸭等。

(8)肾功能正常者可进食豆制品,有利于降低血脂。

(9)勿暴食鸡、鱼、肉、蛋,每日以进食 50~150 g 蛋白质为宜。少食动物内脏,以防胆固醇过高及尿酸增高。保证牛奶、蔬菜、水果用量,以补充钙、维生素。

(10)避免高糖、高脂饮食,以防血糖、血脂过高,影响肾脏功能。

肾移植受者如何进行体育锻炼?

(1)进行规律的运动。术后 1 个月可以开始散步,6 个月后能骑自行车,甚至游泳。

（2）运动要循序渐进，以不感到疲劳为宜。

（3）手术后 3 个月内不能提重物。

（4）注意保护好肾脏。因移植肾位置表浅，应避免可能会挤压和碰撞移植肾的运动，如骑摩托车、踢足球、打橄榄球、打篮球或打排球等。

肾移植受者如何居家自我管理？

（1）体重：坚持每日称体重。应在早上起床后同一时间，穿同样的衣服，大小便解完后称体重。每日体重增加应少于 1 kg。

（2）尿量：正常尿量为 1 500 ~ 2 500 mL/24 h，正常夜尿量少于750 mL/12 h。24 小时尿量少于 1 500 mL 为尿量减少，要检查是否喝水太少或体重增加，少于 400 mL 为少尿。

（3）体温：每天早上、下午在固定时间各测量体温一次，记得量体温前半小时不要进食任何食物、饮用开水、抽烟或漱口。正常体温低于 37. 3 ℃。

（4）血压：每日早晚固定时间各测一次，测量前休息 10 ~ 15 分钟。血压控制在 （110 ~ 140） / （80 ~ 90） mmHg。

（5）注意观察移植肾有无疼痛。

（6）注意呼吸道、消化道、关节有无症状发生，视力有无改变。

肾移植术后可以拥有正常夫妻生活和生育吗？

（1）手术至少 6 周后，在注意保护移植肾的情况下，可以开始性生活。

（2）性生活的频率要有节制，量力而行，以次日精神好、无疲劳感、无腰酸等症状为前提。

（3）男性在血液透析期间可能会有性功能丧失的情形，某些药物（如抗高血压药物）会影响性功能。

（4）女性在肾移植手术后仍有生育能力，月经于手术数月后可以恢复，即使不规律，仍可排卵。

（5）女性节育期间，每6个月要做1次妇科检查。因抗排异药物会引起子宫颈细胞的改变，加上易于感染，所以要定期检查。

（6）女性考虑生育需要慎重。另外需要确认以下情况：① 至少等肾脏移植手术 2 年后；② 肾功能须良好；③ 抗排异药物剂量须低；④ 必须没有其他身体上的问题；⑤ 在决定之前须与医师讨论。

肾移植受者可以吃西柚、葡萄吗？

答案是否定的，这是因为它们会影响免疫抑制剂在血液中的药物浓度。食用西柚、葡萄及其相关制品（西柚汁、葡萄汁等）可升高血液中环孢素、他克莫司的药物浓度，可能会引起药物副作用如血肌酐升高、血钾升高等。因此，为了保持免疫抑制剂血药浓度的稳定，肾移植受者尽量避免食用西柚、葡萄及其制品。

肾移植受者可以吃哪些水果呢？

（1）樱桃：肾移植受者往往伴有缺铁性贫血，而樱桃因为其含有丰富的铁而成为他们理想的补铁水果。

（2）苹果：富含钙、磷、铁及维生素 B_1 和 B_2。肾移植受者受术前透析、年龄过大等因素影响易发生缺钙，而苹果因其含钙丰富，可成为补钙的理想水果。其他含钙丰富的水果还包括草莓等。